为什么要吃肉

WHY
EAT
MEAT

郭锡铎 著

湖南科学技术出版社

长沙

序　言

　　按照现代肉类科学概念，肉类（Meat in general）是指可食用的、动物（家畜和家禽）的皮下组织、肌肉和内脏，即富含蛋白质、脂肪、维生素和矿物质，以及经过加工处理后的动物源性食品。

　　肉类是人类赖以生存与繁衍的宝贵资源。肉类作为人类食物，至少经过了三百多万年的选择与发展。原始人生存环境极其险恶，随时面临生死存亡，需要不断调整与完善自我，才能得以生存，并完成向智人的进化。在这个过程中，人类吃肉似乎发挥着十分关键的作用。从人类进化史上看，人类吃肉的过程，经历过种种巨大的威胁。

　　我们为什么要吃肉？这是经历了漫长岁月进化后所形成的饮食习惯。肉类文化的繁荣，建立在"吃肉为健康，吃肉讲科学"的基础上。

　　怎样吃肉更健康？需要尊重"自然界从来没有尽善尽美的天然食物"这一基本事实，所以对肉类营养价值的评价不必要尽全求美。而是需要探讨如何从营养与科学角度搭配，改善我国居民的膳食结构。禽畜肉类的蛋白质含量较高，且赖氨酸含量高，所以适宜与谷类食物搭配食用，有利于充分发挥食物的互补作用。另外，经常更换肉类的品种可以让饮食更加丰富。

本书讲述了人类吃肉的历史，没有肉类就没有现在的人类。肉类是日常生活不可缺少的食物。吃肉看似平凡，却又非常复杂和有趣。当你翻开这本书的时候，就好像找到了一份肉类世界的导航地图。

希望素食主义者不要放大肉类本身的缺陷，更不要把肉类当成毒物。肉类为人类生存与健康生活提供了丰富的营养，是社会活动与发展不可缺少的宝贵资源。

从混沌的远古时代，到现代都市的灯红酒绿，无不证明吃肉的传奇。用事实与证据说话，澄清事实，恢复肉类的本来面貌，阐述肉类与人类的进化和文明的关系，具有科学性、趣味性和知识性。

此书由我国著名"吃家"，中国管理科学研究院前特邀研究员、中国食品工业协会前常务理事、中国肉类协会前常务理事、中国畜产品加工研究会前常务理事，由中国肉类协会与中国畜产品加工研究会联合审定并颁布"首届中国肉类产业十大杰出科技人物"——郭锡铎先生潜心研究和精心雕撰而成，特致以热烈的祝贺。

并在此感谢中国肉类工业一大批企业家和广大的科技工作者，为做强中国肉类产业所做出的辛勤耕耘和卓有成效的创造。

当《为什么要吃肉》一书即将付梓之际，应作者之邀，特以此为序。

世界肉类组织副主席、中国肉类协会执行会长

前　言

　　肉类食物几乎自然地含有身体新陈代谢所必需的各种重要物质，它缩短了消化过程以及身体内其他植物性过程，即同植物生活现象相适应的时间。因此为过真正人类的生活赢得了更多的时间、更多的物质和更多的精力。但是最重要的还是肉食对于脑的影响；脑得到了比过去丰富得多的营养和发展所必需的物质，因而就能够一代一代更迅速、更完善地发育起来。如果不吃肉，人是不会发展到现在这个地步的。

——［德］弗里德里希·冯·恩格斯

（Friedrich Von Engels，1820—1895 年）

　　本书阐述人类需要吃肉的道理，其实就是深入学习恩格斯在《自然辩证法》所阐述的逻辑。人类为什么要吃肉？恩格斯为后辈回答了这个问题，并且起草了一份《肉类与营养》纲要。

　　我们都是生活在市场经济这样一个大背景条件下。现实的自然环境与几百万年前原始人所处的环境不一样，那时候所有食物都是纯天然原生态，没有丝毫的污染。

　　人类的生活环境和食物几乎都是在主观意志和意识指导下

创造出来的。谁也不能否定人类的主观愿望和出发点是美好的，但是由于人类主观认识与客观规律往往不一致，其后果也是很严重的，给人类带来了许多麻烦和潜在的危机。

以人类的主观意识来说，一万年太久，然而人类由猿到人的进化却经历了几千万年，人类吃肉也经历了三百万年的选择。这个选择是人类进化本身的内因与外因共同推进物种进化的结果。本书就是在这种前提下，阐述基因的选择、细胞生理代谢的需要和肉类营养的本质，从而让读者明白人类为什么要吃肉的道理。简单地说，就是为了幸福、快乐的生活。叙述起来，有五个方面：

（1）吃肉是原始人类的生存行为，没有肉类就没有人类的生存与进化；

（2）吃肉是自然选择与基因突变的结果；

（3）采集与狩猎是原始人的基本劳动，狩猎的目的就是多吃肉；

（4）狩猎是群体活动，促进了彼此交流，提升了原始人的心智，由此形成语言；

（5）肉类富含营养物质，促使人类大脑的发育以及满足思维需要，从而把狩猎这种单一的劳动行为变成人类进化的杠杆。

人类吃肉的历史长达330万年以上。本书以动物学、考古学、遗传学、营养学、肉品学、烹饪学、畜产品加工和生物化学等学科的理论、知识与实践为依据，讲述了人类必须吃肉的道理。

吃肉需要科学与健康。科学是手段，健康是目的。只有科学地吃肉才能为人体新陈代谢提供更加均衡的营养，才能为烹任繁荣提供创新的资源和魅力。

　　本书没有夸大吃肉的营养与欢乐，也不会夸大吃肉的弊端与隐患。本书是一部科普读物，在写作中，借助了考古学、古人类学、营养学、中医学和中药学的现代研究成果，以及许多国际大师（学者），诸如希腊的林德博格、美国的威廉·林·沃特科特博士和中国的西木博士等的观点，通过一些被人们忽略了的轶事和趣事，揭示了为什么要吃肉的道理。其中的科学性、知识性和趣味性，自然就会跃然纸上。

　　海内存知己，天涯若比邻。本书在写作和出版过程中，得到了中国肉类协会相关人士的殷切指导，感谢唐人神集团董事长陶一山先生的信任和支持；感谢作者在肉制品公司任职时期的亲密战友谢方明和徐武斌两位先生；感谢现任肉类事业部执行总裁宋忠祥先生，以及许多肉制品公司多年的老同事和友人的帮助和支持。

　　非常感谢湖南科学技术出版社欧阳建文主任的热情关注和编辑张蓓羽女士的悉心指导。没有他们的认同和支持，本书的出版就不会这么顺利。

　　本书只是抛砖引玉，体现了中国食品科学工作者为肉类科学所付出的努力。由于作者才疏学浅，唯恐挂一漏万、指鹿为马，渴望得到业界学者、科学家和广大读者的不吝赐教，是我读书生活当中最快乐的事情。

郭锡铎

2022 年国庆节

目　录

第一章　食性：物种进化的变迁

现代考古学的成果，虽然大多是由遗址和遗存经科学测定所提出的假设和探讨，但并不影响人类进化既成的原则和人类食性演变的事实。考古证实了食肉的重要性及肉类为人类进化、人体生理结构变化，提供了驱动力、营养和健康保障。从人类进化的大背景分析，这是一场人与动物之间的战争：弱肉强食，优胜劣汰、适者生存，可见人类的进化是动物世界中翻天覆地的大事变。

古人类从弱小的攀爬动物到能直立行走、能制造和使用工具，到组织团队狩猎大型食草动物，使自己成为杂食性动物，到成为智慧动物，其食性由被动到主动，由素食到杂食，在某种程度上决定了人类的命运。

岁月无声，进化有痕。考古学和古人类学已经为探索人类的衣食住行与健康，揭开了一个又一个鲜为人知的事实真相。

当然，人类吃肉史是一个颇具趣味性的话题。为什么要吃肉？谁能说不是为了生存？

距今 2000 万～3000 万年前，由于地球气候条件的巨大变化，森林面积减缩，已经习惯攀树和采集果实的古猿，不得不从赖以生存的森林中出来，开始陆地新生活，学会使用石头和树枝去猎取动物，从原来以果实、茎叶为生逐渐转向以鱼虾、贝类、兔子等小动物为生，把肉类当成生存与繁衍的主要营养源。

人类的食肉史，就是人类的文明史。世界各地古人类遗址，几乎处处可见古人类吃肉的遗存，可谓岁月悠悠，人海茫茫，源远流长。

杂食，人之食性

关于人类吃肉，这是一个颇具趣味性的话题。出于职业原因，笔者很早就开始关注人类食肉史。为此曾经多次拜访过贾兰坡[1]先生，从贾先生那里了解到许多古人类吃肉的遗址、遗存和相关故事。

人是杂食性动物，这一属性是被考古界证实的。"吃素"自不必说，但"吃肉"却不能不说。

---

1 贾兰坡（1908—2001），考古学、第四纪地质学家，中国科学院学部委员、美国国家科学院外籍院士、第三世界科学院院士，中国科学院古脊椎动物与古人类研究所研究员。

在旧石器时代早期，古人类在繁多的动物种群中并不强大，非洲热带原始森林因气候变化与地壳运动，火山频发、地震频繁，森林逐渐消失，生活在森林里的古人类就开始了与自然的抗争。古人类为了生存，成群结队，逃离森林来到了陌生的荒原求生。为了觅食充饥，野果、树叶、草根、兔子、田鼠等，都成为他们的食物。为了获取更多的食物，古人类不得不尾随在其他动物迁徙的队伍后面，准备随时捡拾在迁徙过程中因为掉队而死亡的动物，以作为自己的食物。

考古学家发现，人类的祖先最初有两个分支，一支是严格的素食者，另一支是肉食者。而后来，素食的那支灭绝了，食肉的那支进化成了现代人类。肉类为人类进化提供了宝贵的蛋白质，尤其是在旧石器时代，原始人的生活资源非常匮乏，而且食物来源相当不稳定。在这种大背景大时代条件下，不可否认肉类保障了我们祖先的生存、繁衍以及进化。

在旧石器时代，可食的肉类资源十分广泛。然而为了资源稳定或出于对肉类口味的考虑，古人类开始驯化动物。尽管人类适应能力强大，几乎能吃所有的食物，但是主要肉食还是局限在几种动物上。尽管世界各地的文化差异较大，人类最终还是形成了自己独特的食肉风格。

人类的摇篮

考古学家发现，大约在新生代第三世纪后期（约 3000 万年前），出现了最早的猿类。他们虽为林栖动物，但身体已呈半直立状态，手和脚已有了某种程度的分工，人类学称他们为"正

在形成的人"，以在埃及法尤姆发现的原上猿、埃及猿和在法国
等地发现的森林古猿为其代表。

　　人类进化的过程，大体可划分为五个阶段：（1）人与猿分
别：距今 800 万～1000 万年。说明在此之前，从物种属性的角
度来看，人与猿没有区别。（2）能人：距今 150 万～350 万年，
在非洲东岸，从南方古猿中分化出一支群落进化成能人。能人
会制造工具，是最早的人属动物，那时也是人类开始吃肉的时
间。但是那时能人捕获动物的能力非常有限，他们的身材矮小，
刚刚尝到吃肉的滋味和甜头。能人的生物学特征虽然与纤细型
南方古猿大同小异，但是在有些方面还是有所区别，如能人的
门齿、犬齿较大，前臼齿比纤细型南方古猿窄，锁骨与现代人
相似，但手骨和足骨比现代人粗壮。（3）直立人：距今 20 万～
200 万年，最早出现在非洲。直立人已经具备了人的特征，能
直立行走、能制造工具，但脑容量较小，头部还保留了较多的
原始特性。（4）早期智人：距今 3 万～25 万年，旧石器中期起
源于非洲，后向欧洲、亚洲和非洲各低、中纬度区扩张，这是
人类第 2 次走出非洲。直立人走出非洲后，约 60 万年前在欧洲
演化出海德堡人，海德堡人又于约 30 万年前演化出尼安德特
人。（5）晚期智人：距今 1 万～10 万年，即现代人的祖先。晚
期智人臂不过膝，体毛退化，有自己的语言，能够劳动，有社
会性和阶级性。在人类进化的过程中逐渐形成了人类自己的生
物学特征，以区别于其他灵长目动物。

　　在新生代中新世（距今 1200 万～2500 万年）到上新世
（距今 300 万～1200 万年）后期，东非、南亚一带的地形和气
候发生变化，森林面积逐渐减少，出现了林间空地和稀树草原，

迫使古猿必须到地上寻觅食物，使其逐渐习惯用脚直立行走，从而形成了从猿向人转变的过渡阶段。

在撒哈拉沙漠以南的非洲被认为是人类诞生的摇篮。在400万～500万年前，那里曾经生活着现代人类的始祖，即现在人们统称的南方古猿属。这类古猿化石是在第四纪更新世早期的地层中发现的，有的古人类工作者认为，南方古猿类是代表在猿人以前的人类发展阶段。现在，人们已在东非、南非的多处地方发现南方古猿的骨骼化石。

1924年，第一具南方古猿化石由南非解剖学家雷蒙德·达特（Raymond Dart）教授发现。1959年，在东非奥杜瓦伊峡谷（Olduvai Gorge），古人类学家路易斯·利基（Louis Leakey）和玛丽·利基（Marry Leakey）在这里发掘出最早的直立人骨骼化石，并将其命名为"东非人"。后来，玛丽·利基在坦桑尼亚发现一组化石足迹，这组有着360万年历史的足迹经勘察发现是由类似直立行走人类的动物留下来的。

20世纪60年代末，玛丽的儿子理查德·利基（Richard Leakey）在肯尼亚图尔卡纳湖岸（Lake Turkana），又发现了南方古猿非洲种和南方古猿粗壮种的骨骼化石碎片。这些化石的年代在距今130万～350万年。

1974年11月，美国自然历史博物馆的科学家多纳尔德·约翰森（Donald Johnson）等研究人员，来到号称"非洲屋脊"的埃塞俄比亚，在那里的哈达地区他们发掘到一具不太完整的古人类化石，并详细分析了她的身体结构（骨骼的形态）特点。根据化石的骨盆特征，科学家们推测出这是一位女性，约20岁，再根据其大腿骨和膝盖骨，以及脊柱的顶端（不是在尾部而是位于颅骨的下方）推测出，她是能直立行走的，属于南方古猿阿法种。这具化石的发现被认为在人类起源研究领域具有里程碑式意义，是目前世界上最重要的古人类化石之一。在发现化石的那天晚上，营地里一直在以最大音量播放着披头士（The Beatles）的那首《星光闪烁中的露西》（*Lucy in the sky with diamonds*），因此这个化石被取名为"露西"。

阿法南方古猿的大脑容量堪比当今的黑猩猩。南方古猿可能过着群落的生活，几十个成员一起，迁移的过程中可寻找植物或者小型动物作为食物。奇怪的是，要直立行走的话，阿法南方古猿的身体结构似乎并不比更古老的猿类具有多少优势。所以，科学家推测，"露西"可能是阿法南方古猿进化中的一个旁支，并且还不是现代人类的祖先。

最近几年出土的化石清楚地显示，南方古猿的各部分化石骨骼都显示与人相似而与猿不同，而且所有骨骼的解剖性状都一致表明它们已能直立行走，头脑较为发达，脑容量高于一般化石猿类和现代类人猿。

从热带雨林中走出来

距今 500 万年～1000 万年对人类演化来说是一个关键的时间段，在这期间，部分非洲人族世系向外辐射而产生了大猩猩族（Gorilla）与人族（Hominin），其中人族包括黑猩猩（Chimpanzee）、各种已经灭绝的古人类与现代人。

大猩猩是安静的素食主义者，主要依赖一些树叶与果实在森林中生活。而黑猩猩与人类亲缘关系最近，作为杂食动物，吃肉这一行为对于黑猩猩来说是普遍存在于日常生活中的，其中昆虫是黑猩猩肉食的主要来源，但是有时其他小型的脊椎动物如小型的猴与羚等，也是它们青睐的肉食来源。黑猩猩与人类的亲缘关系甚至表现在一些简单的行为举止上，比如前者也会出现食物的分享、简单的猎物捕捉等现象。这些说明，在人猿分离之前，我们的很多灵长类近亲都是杂食的，"吃肉"似乎并不是我们人类独有的特点。

但是从哪些灭绝的早期人类开始，在食肉的主动性、使用石质工具带来的更高效率，以及猎物的体形选择上人类开始区别于先祖猿类与近亲黑猩猩？

在旧石器时代早期，因为自身能力与周围环境因素，古人类更像是肉食的机会主义者，更多地依靠捡拾一些动物尸体或是大型食肉动物啃食的残骸。骨头里的骨髓和脑组织为能人提供了大脑发育所需的绝佳营养。随着食肉量和动物脂肪摄入不断增加，古人类的肠道不断变短变细，脑容量迅速扩大。与此同时，他们的腿部变得更加修长（行走更有效），拇指变得更加粗壮（抓握更加精准），声道横段和竖段趋于等长（发音更清晰）。能人大约于190万年前进化为直立人，身体结构很像现代人，逐渐能够狩猎较大型的动物。直立人大约70万年前进化为海德堡人，开始固定围捕大型动物。海德堡人大约于30万年前进化为智人，从此登上了食物链的"顶端"。

整个旧石器时代是相当漫长的，在时间跨度上相当于是新石器时代的260万倍。直立人的食肉量增加，使用工具、语言交流和大脑发育彼此相互促进，形成了良性循环。到旧石器时代晚期，人类的大脑容量比两百多万年前扩大了3倍，达到空前绝后的巅峰状态。在相同体重的动物当中，人类大脑容量是其他灵长目动物的3倍多，是其他哺乳动物的约5倍，而肠道长度却只有其他哺乳动物的一半长。

大约在50万年前，地球进入有史以来最寒冷的时期，地表三分之一的面积被冰川覆盖，植物性食物十分稀少。为应对挑战，海德堡人学会了用火取暖，发明和改进了投掷武器，固定猎食大型动物，脑容量扩大到了与现代人相当的水平。到大约20万年前，智人在东非崛起，他们发明了鱼叉，大量食用鱼类和贝类，并熟练掌握了火的使用方法，开始烹调食物（包括烤、煮、磨）。大约7万年前，智人的大脑新皮质特别是颞叶（含海马区）和前额叶似乎变得更加发达，有了想象力和抽象思维。他们开始创造艺术和文化，发明了针、灯、船和弓箭等新工具，开始织衣、编网、盖房子，进行贸易和大规模合作，最终成为地球的霸主，傲立于整个食物链的顶端。

由于气候、人口和食物变化，人类曾经至少3次大规模走出非洲。最早一次大约在190万年前（如直立人），第二次在30万~80万年前，第三次集中在7万~15万年前（智人）。据DNA检测结果，前两次走出非洲的古人类都先后灭绝了，现代人类是最后一批从非洲走出的智人后裔。

大约10万年前，智人的一支"定居"在非洲海岸，大量捕食鱼类和贝类。这些海鲜可为人类的身体和大脑提供丰富的营养，但它们自身的繁殖能力有限。随着人口的增长和海鲜的减少，这些智人沿着海岸不停迁徙，后来到达了红海和阿拉伯半岛。另外有部分智人沿尼罗河北上，到达地中海。

大致来说，智人于7万~15万年前走出非洲，于5万~10

万年前到达中东和地中海地区。此后，一支于 4 万多年前去了欧洲，另外一支于 6 万多年前就到达南亚，其中一部分于 6 万多年前去往澳大利亚；还有一支于 3 万多年前来到东亚，其中一部分于 1.5 万～3 万年前登上美洲大陆。在此期间，人类经历了第四纪最后一次冰期——沃姆冰期，它开始于 11 万年前，结束于 1.2 万年前。

　　智人的文化突飞猛进，既可喜可贺，又让生态系统猝不及防，杀戮就是从这个时候开始的，而这些导致大面积生态失控和多物种灭绝。在最近 5 万多年里，智人大迁徙的足迹踏遍五大洲，所到之处的古人类均全部绝迹，许多动物迅速减少或者彻底灭绝。例如数万年前猛犸象曾经是人类餐桌上的美味，而它们和剑齿虎等大型动物在 1 万年前相继灭绝。动物大灭绝或许与冰期有关，但智人的部群迁徙无疑还是主因。至于各地古人类的绝迹原因，迄今依然是个谜。

谁是最早吃肉的人

　　距今 500 万～1000 万年对人类的演化来说是非常关键的时间段，在这期间，部分非洲人族世系向外辐射产生了大猩猩族与人族，其中人族包括了黑猩猩和各种已经灭绝的古人类与现代人，而后两者才是考古学的主要研究对象。

　　前文提到，黑猩猩是与人类亲缘关系最近的，吃肉对于黑猩猩来说是普遍存在于日常生活中的。黑猩猩与人类的亲缘关系甚至表现在一些简单的行为举止上，比如黑猩猩也会出现食物的分享与简单的猎物捕捉行为。这都说明，在人猿分离之前，我们的很多灵长类近亲都是杂食的，吃肉似乎并不是我们人类独有的特点。但从哪些已经灭绝的早期人类开始，在食肉主动性上开始区别我们的先祖猿类和近亲黑猩猩的？换句话说，谁是最早吃肉的人呢？

原始人吃肉的见证人——利基家族[1]，一个为考古学和人类学做出卓越贡献的家族为我们揭开最早吃肉的人的神秘面纱。

路易斯·利基（Louis Leakey）出生于英国，从小随父母到了肯尼亚，在内罗毕（Nairobi）附近一个非洲部落长大。这种独特的经历，使路易斯·利基对当地的动植物和各种工具产生了浓厚的兴趣。当时很多人类学家倾向于亚洲是人类的发源地，而路易斯以其罕见的勇气不断地用珍贵的实物来证明人类起源于非洲。

1931年，在坦桑尼亚北部发现的早期人类骨架使路易斯断定这是非洲最早的近代人类，就是这个地方成为利基家族发掘和研究的野外工作地。1959年，路易斯·利基的夫人玛丽·利基发现了举世闻名的原始人——"津吉人"头盖骨，年代距今约175万年。

他们的二儿子理查德·利基（Richard Leakey）也是一位出色的考古学家和人类学家。1967年，理查德·利基在参加埃塞俄比亚奥莫河（Omo River）流域的探险中，发现了肯尼亚鲁道夫湖（即今天的图尔卡纳湖）的库比福勒遗址，并对该遗址出土的若干石器作了初步研究。在后来的十年里，理查德·利基与工作伙伴就从这个遗址，发掘整理了可能代表230个个

1 利基家族：被称为"古人类学研究第一家族"，家族成员有路易斯·利基、玛丽·利基、理查德·利基、米微·利基。

体的近 400 块人类化石，使库比福勒遗址成为当时世界上最丰富、最复杂的早期人类化石遗址。

1972 年，理查德·利基领导的研究小组在肯尼亚发现了许多人属化石，除了能人化石外，还发现了两个不同于能人的个体化石，他们的生存年代与能人相近，但他们比能人有更大的脑容量，其脑容量达到 776 毫升。他们的面部较长，上颌呈方形，上颚短小且薄，后牙硕大，其大脑前叶的结构与现代人相似，因此许多学者建议给予他们一个新命名——"鲁道夫人"。

理查德与科学作家卢因合作撰写的《论人类起源》（1977）和《湖滨民族》（1978）两本书里指出，约 300 万年前，有能人、鲍氏南猿和非洲南猿三种人科动物存在，他认为在长期生物进化过程中，鲍氏南猿和非洲南猿相继灭绝，能人进化到直立人，而直立人则成为现代人类智人的直系祖先。理查德·利基提出支持这一观点的重要论据，是一个几乎完整复原的化石头骨，该头骨是由 1972 年所发现的 300 余块碎片组成，利基认为这些头骨碎片代表了逾 200 万年前的能人。能人的外表似乎与南方古猿没有什么显著的区别，但是现今主要的古生物和考古学表明它们相较南方古猿来说更擅长处理肉食。这一饮食变化可以从能人的头骨形态变化中得到证明。能人的后牙大小相较于南方古猿减少，表明他们的咀嚼功能复杂度有了明显的降低，并且能人手指的变化使他们能够有力地抓握并精确地操控物体，能使他们制造出更复杂的工具，从而加强他们获取并处理肉食的能力，获得有更丰富能量的高脂肪食物。

根据对早期人类牙齿化石的微观磨损与稳定同位素等的研究发现，能人仍然以水果等植物果实为主食，相较猿类追捕小型动物的行为来说，生活在 200 多万年前的南方古猿就将体形更大的有蹄类动物纳入食谱。现在看来，或许更多的证据都支持南方古猿是最早主动且有目的地进行食肉行为的人类。

荒原上的残酷

在早期人类生活的时期，虽然他们会作为"清道夫"追随在"大型猎手们"身后捡拾其吃剩的动物残骸，有时可能运气好，成功猎杀一只幼年或是病弱的猎物供大家一起分享，但也要时时刻刻警惕大型肉食动物带来的威胁。在还没有主动用火与复杂工具的时代，早期人类在与大型食肉动物的竞争中仅能维持生存，他们一方面需要努力避免被食肉动物捕食，另一方面也要和食肉动物竞争，获得对其他动物肉食的所得权。

原始人走出了热带丛林，才发现原来生活在森林里的日子已经一去不复返了，在荒野上的生存并不容易。动物之间残酷的竞争日趋激烈，尤其是在食肉动物之间。相信不少人看过这样的视频：在一个炎热的夏日，一场暴风雨说来就来、说走就走，气温并没有下降多少，热的辐射似乎可以穿透肌肤，里外都是热气腾腾。在低山丘陵、高山荒原以及森林中的荒岩草地、山谷溪流和林缘地带，经常可见到一种名叫"秃鹫"的大鸟，样子和性格都像老鹰，喜欢单独活动，偶尔也成小群，聚集在食物丰富的地方。秃鹫常在开阔而较裸露的山地和平原上空翱翔，窥视动物尸体。大型动物的尸体几乎都是它们的食物。

一只如饥似渴的美洲豹正匍匐在高低不平的河岸边，眯着眼尽情享受着阳光。就在它的脚下，那平静的河水缓缓地流动，突然从荡漾着微波的水面下窜出一条巨大而又凶猛的鳄鱼，一口咬住了美洲豹的脖子并顺势把它拖下水，河面上顿时掀起一阵波浪，只见凶猛残暴的鳄鱼与顽强拼搏的美洲豹，从水上到水里，又从水里跃到水上。这种生死搏击经过了几个回合，河水慢慢地恢复了平静，随着河水流动，从水下泛起一股股红色的血水。突然，美洲豹咬住鳄鱼冲出了河面，此时鳄鱼已经失去了挣扎的能力，它的脖子几乎被美洲豹撕裂。不可一世的鳄鱼可能从来没有想到自己竟然死在美洲豹爪下。鳄鱼的颈动脉血管已经被美洲豹撕断，从体内涌出最后的暗红色血液。从中可见动物之间的生死存亡是多么残酷无情。

不是在灾难中灭亡，就是在灾难中重生。那是在 20 世纪20 年代，矿工们用炸药开采石灰岩。在非洲一个叫作汤恩的地方，从爆破的碎石中发现了一堆头骨，其中有一个小小的头骨。一位矿工把这个头骨收到箱子里，寄给了南非约翰内斯堡威特沃特斯兰德（Witwatersrand）大学古人类学家雷蒙德·达特博士，他立刻认出这是一个 3～6 岁小孩的头骨，而他接下来的发现更加令人意外，头骨上脊髓的开孔位置与用双足直立行走动物的完全相吻合。

达特博士宣布了他的发现：在汤恩发现的这块幼儿化石（简称"汤恩"化石）来自一种未知的生物物种，介于黑猩猩与人类之间，因此被划定为一个新的种属。由于这件化石发现在非洲的最南部，所以被称为"南方古猿"。这是科学界迄今公认的古人类最重要的化石之一。

伴随"汤恩"化石一起被发现的还有许多动物骸骨，不过都是细小的骨头，而且都不是人类的。大家都感觉十分奇怪，为什么会这样？达特博士认为，发现化石的地点可能是某种凶残猿类的家，它们把吃剩下的猎物骨头留在那里。后来又有学者认为那是大型猫科动物用餐的场所。但是那些骨头与通常所发现的豹子等动物吃剩下的残骸种类并不匹配。

那么"汤恩"又是怎么死亡的呢？在"汤恩"的头骨上有一个巨大的裂口，看起来像是头骨被砸裂而死，"汤恩"可能是被一种猛禽所杀，老鹰很可能将其叼至巢中，并啄出其眼睛吃掉。李·伯杰（Lee Berger）博士分析推测这就是我们熟知的"鹰食理论"。

在"鹰食理论"提出十年后，美国俄亥俄州立大学的科学家发布了一篇研究报告。他们研究了这种猛禽如何捕猎、如何把猎物抓到空中，以及它们的巢穴中剩下的猎物骨头是什么样子。结果发现每个猎物头骨上都有相似的痕迹：锋利的鹰爪留下的凹槽，以及尖锐的鹰喙啄入眼窝留下的划痕。报告中显示，远古时期非洲的冕雕和现代冕雕在捕食习惯上非常相似，冕雕经常袭击比自己大几倍的动物。这些性情凶残的鹰会从天空向地面的动物俯冲而下，用鹰爪刺穿其头骨，然后待其死亡后，用爪子抓裂其头骨，吸食脑髓和眼睛。受报告启发，伯杰博士重新研究"汤恩"头骨，果真发现一些伤痕和报告中形容的一模一样。伯杰博士终于解开了这个谜团。伯杰博士说，我们可以通过"汤恩"的遭遇，真实地感受我们祖先在二三百万年前的生活。人类的祖先在相当恶劣的环境中生存，不仅要应对来自地面的猎豹，还要时刻提防来自空中的杀手。这些曾经历的恐惧迫使着他们进行进化。

在肯尼亚马赛马拉草原有这样一幅古人类与食草动物为伴

生活的画卷：犀牛、河马、非洲象坚守着各自的独立领地，野牛则为了自卫往往成群聚集。马赛马拉草原的主要居民大多是食草动物如角马、狷羚、斑马、长颈鹿和美丽灵巧的瞪羚，除了偶尔出现的非洲豹会来与狮子争分一杯羹外，这些食草动物不过都是狮子盘中的菜肴，等着它随时来猎取。

在这片草原中的狮子大约几十只。远古的时候，狮子能够"目空一切"。威武的雄狮正在午睡，睡姿惬意、肆无忌惮，充分显示狮子在这块领地上的地位。

草原上不时会看到角马的残骸，斑马的毛皮和骨架，这些不过都是狮子餐后的剩羹，等待着草原上的清道夫——鬣狗再去咬碎骨骼来吞食，从而消除了草原上发生过的血腥大屠杀的痕迹。然而，世上万物总有相生相克。同样在马赛马拉还看到了另一场生死搏斗。一只刚刚死去的母狮被一群秃鹫残酷啄食。秃鹫非常娴熟地撕开狮子腹部皮肤，内脏被几十只秃鹫分食，然后再一点点啄食肌肉，其场景惨不忍睹。

也许秃鹫从来不喜欢狮子头的滋味，不知是因为没法啄开，还是希望保留狮子头颅的完整性。这一切，不过是演绎了一场生存法则：在动物群中，狮子好像是强者，但是在大自然面前，谁又是弱者呢？这就是大自然的食物链和生存竞争的残酷无情。

从石头到石具、弓箭

原始人虽然没有虎豹的爪牙，没有鬣狗一般强劲的牙齿，但是能够制造工具，自从有了工具和武器，人类的自卫能力和狩猎活动，就发生了翻天覆地的变化，人类开始能够利用一些其他猿类或动物无法利用的资源，比如利用植物根茎。这个能力非常重要，因为根茎分布的地域非常广泛，北纬可达50°左右，哪里有植物根茎，哪里就可能是人类生活的地域。工具有助于由古猿向能人、直立人进化，从而奠定人类进化的基础，其中包括能够利用食肉动物啃咬过的动物残骸、可以敲骨吸髓。考古学家们在许多古人类遗址都曾发现原始人用石具从骨头上剥离肉块的遗迹。

据考古学家发现，最早能够制造工具的，是生活在今天非洲埃塞俄比亚的一群原始人类。最早的石器是在恭纳出土的，距今大约300万年。那时，人类会用一块石头打击另一块石头，使之产生锋利的尖端或刃口，比天然的石具更好用。而在奥杜瓦伊峡谷挖掘的距今190万年的各种石制工具，包括石斧、多石体石片、椭球体、利刃和凿器，这些石器多用火山熔岩做成，还有用石英石做成的锋利石器，可以用来切割食物。考古学家与人类学家经过研究，认为以上石制工具为早期人类制造的工具，并把它们命名为奥杜瓦伊文化模式工具。这些石制工具虽然原始、粗糙，但却代表了我们祖先开始有了创造能力和狩猎能力。

人类的旧石器时代，是一个相当漫长的时期，占据了人类史前史大约99%的时间。原始人从赤手空拳，到打制石器，到发明制造可投掷的石器和飞石索等，这些石器既是狩猎、获取肉类食物的工具，又是回避、对抗和反击食肉动物（如鬣狗、剑齿虎等）的重要武器。原始人类制造的狩猎工具主要有以下几种。

①刮削器（Scraper）：这是原始人使用的一种小型工具，

主要由石片制成。刮削器类似于现在人们使用的刀具，用来切割和刮削，是加工猎获物的重要工具。它是中国旧石器时代的遗址出土数量最多、类型多样的工具。考古学家对于刮削器的研究有很多，特别是圆端刃刮削器，它是刃口为缓弧形凸刃的刮削器。实验考古学证明它可以用于切割和刮取动物皮下脂肪，民族学研究也有类似资料。现今爱斯基摩人常用圆端刃刮削器刮取动物毛皮上的油脂，使之变得柔软，非洲埃塞俄比亚中部的族群则用它加工牛皮。

旧石器时代早期，中国北方、南方均发现有圆端刃刮削器，而且在有些延续时代较长的遗址里，这种形制的石器一直存在。旧石器时代中期，中国发现的遗址相对较少。但北方、南方有些圆端刃刮削器却依然很精致、很有代表性。

②尖状器（Apical organ）：这是一种小型工具，主要用石片制作，对其两个边进行修理，形成尖刃。两边都进行修整的则称为尖状器，这是与刮削器的重要区别。

考古学家对尖状器的使用也有一些研究。如在距今大约 1 万年的旧石器时代晚期，河北省阳原县泥河湾盆地虎头梁遗址出土的尖状器是中国北方遗址中很有代表性的一类工具。尖底尖状器多用于戳刺，而斜底尖状器多用于刮削。尖底尖状器中装柄使用较多，斜底尖状器装柄使用最少。尖底尖状器的使用方式是装柄后进行戳刺，而斜底类则是以手摆进行刮削。

中国宁夏灵武市水洞沟遗址是较早发现、发掘和经过系统研究的旧石器时代晚期遗址，在世界学术界占有一定的地位。1980 年，在灵武市水洞沟遗址发掘出土了 14 件尖状器。其中一件为白色石英岩，长 6.8 厘米、宽 3.4 厘米、厚 1 厘米，重

32.1 克。左右对称，尖端位于中轴线上，是水洞沟遗址的典型器物之一。另外一件尖状器为黑色火成岩，长 6.5 厘米、宽 2.3 厘米、厚 1.1 厘米，重 16.6 克。器身修长，尖部位于上端正中，左侧较陡，右侧较缓，台面显得较为宽大。

③石锥（Coup de poing）：石锥器形很小，一般长度在 20～30 毫米。它的两侧经过修整，在顶端中部形成一个尖刃，尖刃较短扁粗。它的加工方法与尖状器相似。石锥是从尖状器派生出来的工具，所以数量很少，只见于中国旧石器时代一些重要遗址。2009 年在甘肃庄浪县徐家城旧石器遗址发掘出土了 8 件石锥，其中一件平面近似三角形，长 3.3 厘米、宽 2.3 厘米、厚 1.5 厘米，重 11 克。脉石英，双肩，刃缘平齐。整体形制不大。

④雕刻器（Burin）：这是一种小型工具，一般用石片或石叶制作。通过垂直打击顶面和一侧面，形成凿子形的刃口。旧石器时代遗址出土的雕刻器的形态多样，一般都按照各自的形态进行命名，最常见的是屋脊形雕刻器。

在欧洲旧石器时代晚期，雕刻器的数量是相当多的，与此形成强烈对比的是，中国在同时期的雕刻器很不发达，类型和数量都较少。在中国，典型的雕刻器一直到旧石器时代晚期细石器出现了以后，在打制技术上才真正成熟。山西省沁水县下川遗址出土的雕刻器数量多，类型丰富。

⑤石镞（Bunt）：即箭头，呈不规则的梭形或椭圆形，石片两面布满疤痕，分为尖底和圆底，镞的出现是人类使用复合工具的证据之一，人类有了弓箭就能够远距离捕获猎物，促进渔猎业的发展，使人类拥有较为丰富的生活资料，并为畜牧业的

出现奠定基础。陕西大兹人遗址出土的一件石镞，长 3 厘米、宽 1.6 厘米、厚 0.9 厘米，重 5 克，上部刃口较钝，下部刃口较扁锐。在上面有许多打击痕迹、整体形制不大。石镞产生于旧石器时代，在新石器时代兴盛。

⑥砍砸器（Chopper）：这是一种大型工具，多数用石料和砺石制作而成。砍砸器大多是用锤击法制作的，一般器身短而宽，刃口多呈缓弧形，个别呈"一"字形，侧边也常常被加以修整。

砍砸器功能多样，可以砍劈、锤砸和挖掘等，它能用于制作工具和取得生活资料。砍砸器是中国旧石器时代很有代表性的石器。考古学家贾兰坡等人于 1972 年提出：华北旧石器时代文化的发展至少有两个系统。其中之一是"匼河—丁村系"，或称为"大石片砍砸器—三棱大尖状器传统"，它的基本特征是利用宽大石片制造各类型的大砍砸器，富有代表性的石器是三棱大尖状器，石器中有时含有小石器，但数量有限，类型也很少。

陕西大荔人遗址出土了较多砍砸器。其中一件为凸刃砍砸器，长 12.8 厘米、宽 11.9 厘米、厚 5.1 厘米，重 900 克。石英岩质地，颜色为褐灰色，两面都显得凹凸不平，刃缘湿纹状。还有一件为尖刃砍砸器，长 12.4 厘米、宽 12.9 厘米、厚 3.1 厘米，重 450 克。为褐黄色石英岩，器形近似三角形，尖刃位于一角，较钝。

手斧是用大石片、砾石等两面打制而成的砍砸器。手斧的轮廓通常呈梨形或椭圆形，其中端略宽略厚，相对的另一端略尖略薄。手斧有一定的打制程序，所以被称为人类最早的标准化工具。早期石斧类型具有身厚、疤深、刃脊曲折、轮廓不匀称和保留石皮较多等特点，它们也被称为非标准手斧或原型手斧。晚期手斧类型由于改进技术，手斧器身变薄、疤平、刃脊平齐、轮廓匀称，不保留或保留很少石皮，它们也被称为标准手斧或阿修尔手斧。手斧广泛分布于非洲，欧洲的南、中、西部，中东和印度半岛的旧石器时代初期遗址；而东亚、南亚和印巴次大陆北部以砍砸器为主，手斧则少见。

在中国旧石器时代也发现了大量的手斧。2004 年在丹江口水库发现两件手斧。一件手斧由硅质灰岩制成。顶端尖，下端则较钝，中部向顶端内收程度大。另一件也由硅质灰岩制成，呈长条形，上端尖部略有破损，截面近似三角形。

⑦石球（Stone bola）：石球又称球状器，通体呈球形，器身整体布满小石片疤，两个石片疤之间的夹角超过 90°。石球是中国旧石器时代遗址经常出土的石器之一，考古学家也对它做过许多研究。山西阳高县许家窑遗址出土了 1000 多件石球制品，是目前我国出土石球最多的遗址。

石球是重要的狩猎工具之一，使用方法基本分两类：一类是制成绊兽索，在很长的木杆上，拴一条五六米长的绳子，和鞭子相似。并在绳梢拴一个石球，平时把绳子绕在木杆顶端，逼近野兽时，猛然甩动木杆，石球一跃而出，击中目标后急速旋转，将兽足牢牢绕住。另一类是制成飞石索，飞石索有两种形式：一种是单股飞石索，长六七十厘米，一头握在手中，一头拴有石球，投掷时先用手臂使其旋转，然后向狩猎目标投去石球引索而出，可以击伤或打倒野兽；另一种是双股飞石索，绳长约 130 厘米，中间编一个凹兜，供盛石球之用，使用时，把飞石索两端握在手里，旋转将石球甩出去，远者可达 100 米，这种飞石索，既可投掷一枚大石球，也可投掷数枚小石球。西安半坡遗址出土石球 240 个，陶弹丸 327 个，在生产工具中占有很大比例，说明在当时狩猎还是一项非常重要的经济活动。从旧石器中期石球出现以来，它也经历了一个发展过程，石球由大到小，由粗到精，由原来用于投掷的石球，变为用弓发射的弹丸。后来陶丸在新石器时代渐渐取代了石球。石球是石器时代重要的狩猎工具。

正是几百万年来饱经风霜和日晒雨淋，一小块石头的使用标志着南方古猿进入了人类进化历史的新阶段。

石器是人类万能的帮手；可砍、可刮、可锤、可碾、可铲、可磨，可做到原来双手做不成的许多事情。但是原始人并不因此满足，而是继续钻研怎样更好地利用这些石器；他们将石斧的中间凿穿出孔，又把木棒一端对着石斧的柄孔穿进，制成具有一米至两米多长柄石斧；选择尖锐矛形的石头，经打磨制成石矛；石斧和石矛，是原始人最早的狩猎武器。

后来通过使用刮削器对木棒、骨头和石头等材料进行削刮、打磨等加工方法，还制成了有 2～3 个尖角的鱼叉。这样，鱼儿就不容易滑脱。用骨头和石头制成有不同用途的工具，如骨针、刀子、锯子、笛子和护身的匕首等；用贝壳和牙齿做成首饰（如用鹿、狼等动物的犬牙，用野牛、羚羊和马的门牙等）；用皮革制成锅（袋）、帐篷、褥子、垫子、衣服、鞋子和手套；后期还利用绳索制成了可投掷和远程发射的武器，比如"飞石索"和弓箭。投石带（又名"飞石索"），就是在皮带的两端分别拴上石块，用来投射对付野兽。当把投石带投掷出去，由于石块在抛物运动过程的惯性冲击，既能打击动物致伤致命，又能纠缠住猎物，轻则将其绊倒，重则可拉断腿足。有了这些方法，人类能比较容易地捕捉到更多动物。原始人的武器不限于石器，还包括其他多种方法加工制作的武器，比如纯木长矛的制作：选择一根硬木，用燧石刮刀将一端削尖，再经过火烤炭化，矛尖就会变得异常锋利。

在旧石器时代，人类的主要生产活动是狩猎。当时的原始人类使用打制过的石块、削尖的木棒等向各种猎物投击，但投掷距离毕竟有限。后来，人们发现木制棍棒会因外力弯曲变形，外力消失后木棍恢复原状会产生较大能量，于是选取有弹力的木材或竹材用坚韧的弦弯曲固定，制成了人类历史上最早的弓箭类武器。对于当时以狩猎为主的原始氏族部落，弓箭的应用具有极大的意义。对原始人类来说，弓箭就是长了翅膀的武器。弓箭的发明和改进，使得人们能够在较远的距离准确而有效地杀伤猎物，而且携带、使用方便，可以预备许多箭，连续射击。如果说，任何工具和武器都是人手的延长，那么，弓箭堪称是火器诞生之前，人手最伟大的一次延长。

人类制作狩猎武器，由天然普通的石块，发展到经过打制的石斧和长矛，到"飞石索"再到弓箭，人类通过对狩猎武器的持续改进，为获得足够的肉类食物提供了有力的技术保障，从此进入了人类狩猎历史的新阶段。从赤手空拳到投掷石器、石球、弓箭，再到飞石索等工具的发明，都是人类改进和延长自身器官的过程，也是人类不断征服自然的标志。

以狩猎为生的人

"民以食为天"，这对于生活在百万年前的古人类来说同样适用，从生存环境获取资源以满足自身需求是古人类生存发展的基础。

有关早更新世（距今 78 万～250 万年）人类狩猎能力的问题，各学者莫衷一是，尚未达成一致看法，其争论的焦点在于古人类是主动出击的狩猎者还是以捡拾动物尸体为主的食腐者？最初，解剖学家雷蒙德·达特在研究汤恩头骨后认定古人类是强悍的猎人，能够猎获不同体形的动物作为食物以满足自身需求，并利用动物骨骼制造工具。他认为早更新世的古人类具有居住营地，他们在营地周围狩猎，并将猎物的某些部位带回营地享用，是南方古猿的狩猎活动导致了马卡潘斯盖特的采石场中动物骨骼不同频率的堆积。

1966 年 4 月，在美国芝加哥大学召开了一次非常重要的人类学会议，会议的主题就是"人，狩猎者"（Man, the Hunter）。学者们会聚一堂，讨论古人类历史上狩猎采集者的行为和地位，并提出狩猎是人类适应自然最基本的形式，大动物的狩猎促进了人类个体之间的联系与合作，从而促进了人类心智的发展和大脑皮质的发育的观点。有些学者甚至用"狩猎假说"来解释早期人类两足直立行走的起源以及早期人类如何适应环境变化，狩猎和肉食被认为是推动人类演化的重要因素。他们认为，早期人类需要将狩获的猎物由狩猎地点运至营地享用，只有直立行走后才能解放双手双臂携带食物，完成长距离的有效运输，因此，狩猎行为对早期人类两足直立行走具有推动作用。

众所周知，肉类是人类生理需要的优质蛋白质来源。吃肉为原始人身体提供大量的动物脂肪以补充能量，满足人类抵抗寒冷，适应冰天雪地的环境，有助于族群的繁衍与兴旺的需求。原始人由此进一步选择和加强了以狩猎为中心的各项活动，千方百计地提高狩猎效益，积极扩大狩猎范围，由此以各种动物骨头为材料，创造出新型工具如骨针、骨钩、骨枪、骨刀等，利用这些骨制的工具和以前的石制工具为自己制造生活资料，如骨刀和石器可以把兽皮加工制成各种各样的线和绳子；骨针可以缝制服装、鞋和帽子用以抵御风寒，减少疾病，还制成各种不同规格大小的皮包用于盛放猎物。更为重要的是，大型动物（如猛犸）的骨头和牙齿是搭建帐篷主构架的重要材料，兽皮（或毛）是帐篷阻挡风寒、抵御潮湿不可缺少的优质屏障。骨矛、骨钩都是狩猎的重要武器。从中可见，狩猎极大地改善了原始人的生活。

旧石器时代的早期，狩猎生活已经开始，不过当时还是以猎取小动物为主，如兔子、鼠类等，后来逐渐开始猎取马、鹿、羚羊等大型动物。考古学家们在北京猿人居住过的山洞里发现许多烧过的野兽骨骸，大部分已经被敲碎，说明人们此时已经将获取的动物烧熟了食用。

树林不缺少鸟儿，但鸟儿却很少成为原始人的"盘中餐"。望着天空中飞来飞去的鸟儿，原始人想捉，却难以捉到。用石头打鸟，可连毛都没碰着，不小心还把自己砸了。后来，原始人发展到了能人阶段，发明了捕鸟工具后，才能打下来几只鸟儿，让大家"打牙祭"。随着繁衍生息，捕捉小动物已经无法满足自己生长与繁衍的需要，欲猎杀大动物又十分不易。势单力薄的原始人为了吃肉只好协作起来，外出打猎，经常与鬣狗、猛禽进行搏斗拼杀。

原始人吃肉的演变，从吃昆虫、采野果到捕捉小型动物，直到能够捕杀大型动物。当然，所描绘的情况是发生在旧石器时代的中后阶段。犀牛常到河边饮水，直立人就在犀牛经常走过的地方布设陷阱。总有一天，哪头倒霉的犀牛会掉进陷阱，一旦陷阱发挥作用，直立人就会蜂拥而上，用自己手中的武器（如石块、木棒、长矛的石斧等）共同把犀牛置于死地，直至使其成为本次狩猎的战利品。

到旧石器时代中期，狩猎已经成为生产活动的一个重要部分，人们猎取的动物有猛犸象、洞熊、野马、直齿象、犀牛等。在这个时期，中国的许多遗址曾出土大量的石球，共有 1500 多个；有一处遗址发掘出野马约 91 匹、披毛犀 11 匹，说明当时的情况有两个特征：一是野马和披毛犀等动物常见；二是当时狩猎大型动物已是主流，规模已经相当可观。

在旧石器时代晚期，出现"投矛器"。从法国拉斯科洞穴壁画可见，野兽身上插着 7 根或 12 根标枪，反映了当时狩猎活动的某些特征。从这一时期开始，原始人开始围捕成群的动物，如捷克斯洛伐克发现猛犸象遗骨 800～1000 具；乌克兰阿木罗西耶夫发现了 950～1000 只野牛的遗骨。

狩猎的全景过程，好像是一幅正在移动播放的画卷，时间的跨距很长，往往从诱惑猎物开始，然后到全面合围，再到收缩包围圈，全面发起总攻击，顿时火光冲天、地动喧天、吼声震撼，弓箭和石球从天而来，人类一边追赶斑马或驯鹿（Rangifer tarandus），一边投掷飞石索等武器，动物群恐惧万分、乱成一团，在一片慌乱之中，动物群跟着领头动物发出阵阵的咆哮，一路狂奔，更准确地来说是一群逃窜动物正在被追赶、被逼迫而奋不顾身地跳下山崖，短则半天，长则两三天。原始人的狩猎造势，会给猎物造成巨大的恐惧感，使动物群丧失了理性，几乎"一边倒"，按照"羊群效应"的逻辑，只顾逃窜，不是误入陷阱，就是坠落悬崖，只能任由原始人射杀或宰割。

尼安德特人（Homo neanderthalensis），是人类进化史上的狩猎高手，当然也是远古人类的一大种群。关于他们的饮食，考古学家从他们带有食物残渣结石的牙齿上，知道他们吃过什么；从他们的粪便化石知道他们特别喜欢吃肉；从他们吃剩的骨头和残骸化石，知道他们的"厨房"里曾经有过哪些动物。

尼安德特人的洞穴里，到处都有散落的动物遗骸，很明显地证实了他们以狩猎大型动物而食其肉为生。据已发掘的 5 万年前尼安德特人的粪便所进行的化学分析表明，他们确实吃了很多肉，其他的证据也支持这一结论。牙结石的形成就是一个生动的石化过程，这个不断对口腔内的物质进行抽样沉积的过程可能会贯穿古人类种群的整个生命周期。起初是牙齿上出现牙菌斑，随着时间推移，唾液中过饱和的磷酸钙沉积，使得牙菌斑矿化，矿化的过程是将食物残渣困在一种结晶基质中，使其保存上千年。经研究发现，从尼安德特人的牙齿中提取到的牙结石里含有枣、植物的地下贮藏器官和草籽等许多种植物的植硅体，以及煮熟的淀粉粒，甚至还有烟雾颗粒。在没能找到石器时代尼安德特人食谱的情况下，这已经是最能证明尼安德特人烹饪并食用动物的证据。植物的残骸很容易腐烂，但如果碰巧这些植物在火里被烧焦了，也可能会保存下来，成为另一个证据来源。在以色列迦密山一个洞穴中发现的被烧焦的植物残骸告诉我们，生活在那里的尼安德特人采集过杏仁、开心果、橡子、野生小扁豆以及野草的种子和豆科的很多植物。当然在那个时候，鸡汤和豆香煎饼之类食品都还没有被发明出来。

尼安德特人是捕猎能手，从他们开始能够追捕到大型动物，如披毛犀、野马、猛犸象、穴居熊和穴狮等。追捕到猛犸象就能一次获得更多的肉和皮毛。尼安德特人经常用野牛肩胛骨做铲子挖出一口深坑，底部插满了削尖的木桩。尼安德特人常用火把将犀牛驱赶掉进这种埋有尖桩的陷阱，这是捕猎犀牛的方法。还有狗熊、豹一类的凶猛野兽，一旦进入猎人的包围圈或陷阱，也会变成原始人的美食。最新证据表明，尼安德特人吃的东西与我们现代人祖先在同一时期吃的并没有多大不同。尽管大型动物对于尼安德特人来说很重要，但他们除了吃大型动物以外，还会烹饪并食用贝类，偶尔也会吃一些比较小的猎物，如兔子、乌龟和鸟等。

冬天是非常寒冷的季节，许多动物都躲起来了，漫天遍野的大雪挡住了猎人出征的脚步。原始人只好盯上天空的飞禽，他们常用树脂棒来吸引飞禽（如雷鸟）啄食，从而抓住机会捕捉。

距今约 3 万年前，欧洲大陆出现了一种寿命不长（平均不超过 40 岁）但智商较高的早期人类，叫作克罗马农人（Homo Cro-Magnon），他们属于晚期智人。克罗马农人种群是非洲古代人类的后代，发明了很多颇有成效的工具，能够捕杀猛犸象之类的大型动物。猛犸象的肌肉比野兔多，具有相当高的经济价值，除可获得非常可观的肉类食物，猛犸象的皮毛、骨头和獠牙都是制作生活必需品的重要材料。肉是种群的口粮；骨头可以用来制作工具、投枪器和饰物；兽皮可以制作衣服、被子或帐篷；胃囊则用来盛装和保存液体，因为密封性绝对可靠；动物的油脂可以点燃发光用来照明，还可以与有颜色的粉末混合制成五颜六色的颜料；猛犸象的巨大牙齿是加固窝棚的好材料，但是捕杀猛犸象的难度很大。捕杀大型动物亦非常危险，人们经常会因为狩猎而受伤或送命。狩猎是一门技术活儿，人们设想了许多方案，其中采用最多的就是引诱大型动物掉进表面铺上树枝的陷阱里。克罗马农人非常珍惜和充分利用所捕获到的猎物，不会浪费动物一根毛。

1868年，在法国多尔多涅区的克罗马农（Cro-Magnon）山洞的裂隙中发现了克罗马农人的化石。在中国，属于这一阶段的人类化石有：北京周口店的山顶洞人、广西的柳江人、内蒙古的河套人和四川的资阳人等。虽然中国的这些化石材料与欧洲的那些化石均属于晚期智人，但在体质形态上仍存在着某些差异。

艺术来自生活，也真实记录了原始人的生活。大约2万年前，原始人结束了跟踪动物迁徙，不再为食物奔波，开始了定居生活，所居住的地方多为洞穴。从克罗马农人种群产生出一批史前时代画家，能够用动物的鬃毛制成毛笔（刷）；把木炭捣碎与油脂混合制成黑色颜料；用表面生锈的铁石制作红色颜料；用白色、赭石色、棕色的泥土，加上动物油脂混合制出不同颜色的颜料。在法国、西班牙和中国等地有许多地方的洞穴，至今还保留着他们在岩壁上的岩画。他们最喜欢画的是兽类，如驯鹿、马、原牛、野牛、猛犸象、狮子和熊等，除了每天都会见到的鸟儿等，很少会画人和其他动物。

克罗马农人的骨子里不仅富有艺术细胞，善于绘画，而且还是美食家，厨艺高超，已经掌握烹、煮、烤等烹饪技巧，还会用香草来调味，可以轻松地制作上千种猛犸肉的菜肴。

总而言之，远古时代的动物虽然很多，但并不是原始人都能够得到的食物，况且许多动物比原始人强大和凶猛。所以说在那个年代，相比较而言，原始人所能获得的肉类食物还是非常稀缺的。随着地壳运动，原始人为适应环境与生存需要，不得不经常迁徙，附近有什么食物就吃什么食物，哪里有食物就迁徙到哪里。早期的饮食与迁徙往往决定于自然环境和最早所接触到的食物资源，并不是所有原始人都喜欢吃肉。生活习惯往往由各个族群（30～50人）所迁徙和栖息地附近的食物资源决定。拥有的资源不同，自然也就形成了不同的生活习惯。相反，对不熟悉的食物，人们通常会表现出肉体上的排斥，以一种本能的方式抵制。

不得不承认原始人通过吃肉来满足了自己生理上演进的需要，而且选择了用火来确保饮食安全，还用火来抵御野兽不断地偷袭和骚扰，推进了人类发展。

我国著名古生物学家贾兰坡指出：肯尼亚契索旺加（Chesowanja）发现了据认为是最早的用火遗址，距今只有150万年，而在我国西侯度（山西省芮城县）发现有切痕的鹿角和一些被烧过的骨、角和马牙，距今已达180万年。古人类使用火来为生活服务，当然那是旧石器时代后期（20万～30万年）

发生的事情。

　　原始人吃肉，可能比其他哺乳动物吃肉还要多一些。原始人把诱杀的河马拖到岸边，大卸八块，为防止被鬣狗之类的野兽抢食，他们会很快把猎物转运回洞穴里切割分食。当原始人学会用火，才会就近支起木架，燃起篝火一起烤肉，烟熏味能够通过味蕾在人的神经系统留下深刻的记忆，从而对这种风味产生依赖与思念。香喷喷的烤肉，从古到今，代代传承已经过去200多万年。对于当天没有吃完的肉，原始人一定会运回山洞里，留作后续乃至数周的食物所需。

　　在许多与直立人有关的遗址中，古人类学家都发现了炭化的动物骨骼，这是直立人开始使用火的最有力证据。古人类使用火之后如虎添翼，烤熟的骨髓更加鲜美，根茎烤熟后可以除毒，也更容易消化。火是清理自然的工具，常烧、微烧，到处冒烟，土地因焚烧而干净，因为焚烧后的土地才能生长人类所需要的东西。作为野生资源的采集狩猎者，直立人阶段已经构建了自己生存的环境。

　　以上充分揭示了人类吃肉既是"适者生存"，又是人类进化过程中至关重要的选择。在公元前8000—公元前4000年，人类经历了新时器时代革命，一直以狩猎为生的人成为农耕者，又一步推进了人类文明的向前。

狩猎的过程

　　人类的进化绕不过狩猎。不得不说，无论从原始人的劳动组织形式和活动方式，还是从肉类本身具有的营养价值来看，均能体现狩猎是原始人锻炼成长和进化的重要保证。

狩猎的成功，很大程度依赖于狩猎队伍的整体合作。狩猎促进了团队间彼此合作，形成统一的意志力。越是到人类进化后期，社会协作的意义越是重大。

人类的狩猎过程，从现代追溯到远古，大体经历四个阶段：

（1）运用枪支弹药阶段。枪支能够让猎人在动物察觉的距离之外，高效地击毙动物。采用这种狩猎手段，往往不需要群体合作，一个猎人就能有效地进行狩猎。猎杀的目的往往是商业性的。这个阶段持续时间比较短，只有数百年，但捕杀效率是相当惊人的。在1800—1900年这短短一百年间，北美洲数以千万计的野牛被此方式猎杀，到后来剩下来的却不到1000头。

（2）运用马和弓箭阶段。马的驯化，最早始于公元前3000多年，从欧亚草原开始传播。马的驯化极大地提高了人类的流动能力。一个猎人如果步行每天来回最多行进十多千米，而且还不可能携带太多工具和背回所有的猎物。但是骑马可以使猎人的捕猎范围扩大数十倍，还可以带回更多的猎物。因此，即使在猎物资源不太丰富的地区，猎人也可以依靠专门狩猎为生。这个阶段的狩猎发生在新石器时代之后。

（3）应用投掷器、标枪等工具阶段。运用这些工具，人类可以在数十米到百米的范围内射杀动物。远程工具既可以使猎人避免被动物发现，又可以避免猎人遭到受伤动物的反扑，从而大大降低了猎人狩猎的风险。这个阶段的开端目前尚不清楚，一般认为最早大约在距今3万年前。

（4）运用石器阶段。旧石器时代的中期之前，均可划为这个阶段。大约400万年前，即最早的石器年代，被认为也许是人类狩猎起始的年代。因为已经发掘到此时黑猩猩合作狩猎的证据。由此可以推断，人类的狩猎活动从近距离打击工具，如石块、棍棒和刺杀工具（如尖木棒）发展而来，欧洲旧石器时代中期的莫斯特文化的尖状器，中国许多古人类遗址都有发掘此类狩猎工具。经许多遗址的发现推测，中距离（大约是弓箭射程一半）的捕猎工具在十几万年前已出现，但是很难判断当时人们的狩猎效率。研究狩猎效率，必然需要研究原始人狩猎的类型。因为不同的狩猎类型其狩猎效率不同。狩猎类型，可分机会狩猎与有效狩猎两种。区别这两种狩猎有助于理解狩猎的演化。

机会狩猎，是指原始人意外式或邂逅式的猎杀。此类狩猎的计划性不强，可预见性也不强，利用这种狩猎方式，人类获得肉食频率较低，具有不稳定性。

有效狩猎，是指猎人能够主动控制狩猎全过程的狩猎方式。猎人主动寻找猎物，而且有充分的把握捕获所发现的猎物。从机会狩猎到有效狩猎之间还有一些过渡阶段，如上面提及的莫斯特石器文化阶段，及中国许家窑遗址曾经的狩猎者们。

有效狩猎不仅仅依赖远程射杀工具，还依赖一些有效的辅助方法，如使用药物。现代狩猎采集者中的布须曼人狩猎时，在箭头上涂上一种毒性挥发较慢的药物，动物被射中之后，不会立刻产生强烈的反应，猎人可以通过动物的脚印来找到这头最终晕倒的猎物。现代狩猎采集者还广泛用火来协助围猎；使用诱饵，如声音、仿形、雉媒、食物等来引诱动物；他们还用驯养的动物如狗、鹰等来帮助狩猎。除此之外，人们还会进行原地捕杀，如用陷阱、套索等捕捉前来的动物。在工具和方法之外，有效狩猎还离不开猎人们的协作。一个群体中猎人的数量是猎杀大型和群居动物的制约因素。现代狩猎采集群体人数一般为 25 人左右，但在一些地区，当季节性资源很丰足时，他们可能暂时性地聚集数百人。对于人类祖先如南方古猿、直立人而言，他们的群体构成为三五个家庭，不大可能超过现代狩猎采集者，因为人类每天通过步行能够覆盖的范围是有限的，而这一范围内的资源也是有限的，这就决定了人类群体大小有一个极限。但是，如果一个群体太小，劳动力的数量太少，就无法进行狩猎协作和保护群体的安全。受群体大小的影响，如果没有有效的远程狩猎工具，很难想象人类祖先如何狩猎大型的动物。

狩猎的经济学价值。现代经济学是一门研究如何管理社会稀缺资源的学科。对于人类祖先而言，最稀缺的资源就是食物，其次是配偶。人类必须生存和繁衍后代，原始人知道生存和繁衍的唯一选择，就是不断寻找食物，这也是人类的"本能"。

原始人必须迁徙，在迁徙之中获取食物，同时广泛收集可食用食物的信息，在迁徙中结识其他原始人群体，并形成新的群体组成。这种迁徙的经济成本使他们不可能随身携带很多东西，比如工具和需要背负或者怀抱的婴儿，也就是说，他们必须保持必要的生育间隔。由此人口的增长也受到了限制，劳动力的数量也受到了限制。

所有动物的第一本能都是求生，人也不例外。人类是否会冒着生命危险去狩猎大型食肉动物如虎、豹等？显然答案是否定的。即使是现代狩猎采集群体有马匹、枪支以及其他工具的帮助，狩猎凶猛的动物也依然是一项非常危险的任务。但是不少考古学家却相信远古人类会为了生存去狩猎比虎、豹更加凶猛的猛犸象、披毛犀等动物，并把在遗址中发现的这些动物的化石归因于人类的狩猎。

远古的动物

（1）食肉性动物：此类动物绝大多数都是远古人类的敌人，即"天敌"。所谓"天敌"是指自然界中，某种动物专门捕食或危害另一种动物的动物。这里是指专门与人类为敌的动物。人类必须从出生的那一天起，就保持高度警惕，特别防范或回避那些"天敌"动物的偷袭和伤害。原始人就是生存在这些食肉动物的重重包围之中，生命随时都可能受到它们的威胁。

通常凶猛残暴无情的动物有洞熊（Ursus spelaeus）、剑齿虎（Sabretooth）、袋狮（Thylacoleo）、白狮（White lion）、母狮（Lioness）、美洲狮（Puma）、猎豹（Acinonyx jubatus）、猛犸（Mammuthus）、北极熊（Polar bear）、极地棕熊（Brown bear）、短面熊（Arctodus）、黑熊（Black bear）、豹（Leopard）、科莫多巨蜥（Komodo dragon）、印度尼西亚鳄鱼（Crocodile）、大地獭（Megatherium）、鬣狗（Hyena）、野狗（Wild Dog）、非洲野狼（Wolf）、猞猁/大山猫（Lynx）、豺/胡狼（Jackal）、蛇（Snake）、眼镜蛇（Cobra）、响尾蛇（Rattlesnake）、蟒蛇/王蛇（Boa）、蜥蜴（Lizard）、变色龙（Chameleon）、狐狸（Fox）、狼獾（Wolverine）等。

（2）食草性动物：通常性情较为温驯平和，比如猛犸象或大象（Elephant）、犀牛（Rhinoceros）、河马（Hippo）、牛

（Bovine）、野牛（Bison）、公牛（Bull）、母牛（Cow）、小牛（Calf）、水牛（Buffalo）、鹿（Cervidae）、骆驼（Camelus）、大熊猫（Ailuropoda melanoleuca）、袋鼠（Kangaroo）、豪猪（Hystrix brachyura hodgsoni）、大猩猩（Gorilla）和狐猴（Lemuridae）等。这些动物不具有主动的进攻性，它们生性灵敏，从来不是逆来顺受，一旦发现自己可能受到威胁，就会迅速地逃之夭夭，或者奋起对抗。为了防御食肉性、杂食性动物的进攻，它们具有很好的防御性，或者皮质很厚或者具有很好的伪装能力。这些食草动物，大部分都是原始人狩猎的主要目标。毫无疑问，这些动物都是远古人类的肉类资源，对原始人的生存与繁衍，实在是作出了非常重要的贡献。

（3）杂食性动物：从生物进化的角度看，这类动物的食物类型丰富，所以，杂食性动物的生命力普遍比较强大。

这些杂食性动物大多数性情温驯，没有攻击性，而且有一些经过原始人饲养驯化，与人类关系相当密切，例如狗、猪、鸡、鸭等。

人类是杂食性动物，很多灵长目动物也是杂食动物。在哺乳动物中也有很多类别的动物是杂食动物，例如一些生活在南方的熊，是以素食为主的杂食动物，主要食物有水果、植物根茎和其他植物材料，同时也吃一些腐肉、昆虫、鱼和小的哺乳动物等。

食肉类中的杂食动物还有猪獾（Arctonyx collaris），主要以植物根茎、果实、蚯蚓、昆虫、鱼、蛙和鼠等为食。在偶蹄目动物中也有杂食动物，例如野猪，主要依靠野果、青草、块根、块茎和小动物等维持生活。另外，灵长目动物中也有一些杂食动物，如狒狒（Papio），主要食物是水果、种子、真菌、植物根茎、昆虫和小动物等，还有黑猩猩，其食物包括种子、坚果、花卉、树叶、木髓、蜂蜜、昆虫、蛋类和脊椎动物等。

杂食动物的食物范围非常广泛，包括动物性食物、植物性食物和其他。

这里所介绍的远古动物，都是 1 万～500 万年前，即旧石器时代与古人类生存有关系的动物。所有的肉类资源都是与原始人类生活在同一时期的动物，庞然大物有猛犸象，小巧袖珍的有蚯蚓、蚂蚁等动物。其中不少动物曾经是人类的肉类资源，但大多数动物却是人类的天敌。

谁是有助于人类生存的动物，谁是人类的敌人，主要看这些动物属性，食草动物大多是人类的肉类资源，如猛犸象、河马、驯鹿、马等。而大型食肉动物基本是人类的天敌，如洞熊、剑齿虎、鬣狗、恐狼和土狼等。有些动物既可能是人类的肉食，又可能是人类的敌人，如鼠类，小型的可能成为人类的食物，大型的却是天敌。

在大自然当中，有些动物不仅是原始人的杀手，同样也是其他食草动物的杀手。正是这些动物杀手，把厮杀当成了游戏，无形中就会留下一些动物的尸体和残骸，也就大大增加了古人类食肉的机会。古人类吃肉的过程经历了由食腐到食鲜，由偶然到必然，由巧遇到狩猎，由狩猎到养殖的阶段。

洞熊（Ursus spelaeus）：是一种生存于更新世亚欧大陆北部的熊，已经在大约 2 万年前的冰河时期灭绝了。因其化石多在洞穴内被发现，故被命名为"洞熊"。在很多著名的洞穴中，差不多都发现了洞熊的整副骨骼化石。洞熊体形巨大，雄性洞熊的体重可达到 2500 磅（约 1134 千克）；雌性则要小很多，而当今在自然界尚还生存的体形最大的熊类，是科迪亚克熊和北极熊，其体重最大可达到 780 千克，平均体重为 350 千克。洞熊寿命约为 30 年，大部分为草食动物，主要以草及浆果为食，但有时也吃蜜糖。也有小部分为杂食动物。洞熊类头骨在欧洲、亚洲的许多山洞附近都有发现。2008 年，科学家结合洞熊生活时期的气候变化，推算它们灭绝的时间是 2.78 万年前，当时的气候特征是天气显著寒冷，从而导致洞熊食用的植物大量减少或完全消失。正是由于食物供给中断导致洞熊的灭绝，远古哺乳动物群——包括毛猛犸、多毛犀牛、巨鹿和洞狮等，也都是在冰河时期末而消失了。有科学家认为，远古人类的狩猎是导致它们灭绝的重要原因。然而，维也纳大学研究员马汀·彻（Martina Pacher）和伦敦国家历史博物馆的安东尼·图亚特（Anthony J·Stuart）发现没有足够令人信服的证据表明这些远古动物的灭绝是由于人类活动造成的。

洞狮（Panthera leo spelaea）：是一种已灭绝的猫科动物，并不是现代狮子的祖先，四肢粗壮，平均身长可达 2.7 米，尾长 1.2 米，体重 250 千克。在距今 10 万～30 万年间，洞狮的足迹遍布亚欧大陆北部和中部的草原和荒漠、半荒漠地区。距今约 50 万年前，洞狮已广布于非洲大陆东部和南部，有化石记录显示其中一些成员"走出非洲"并独立演化。进入亚洲东北部的成员演化成了杨氏虎，而进入欧洲的化石狮适应了山地和相对寒冷的气候以及猎物的构成，体形进一步增大，进化成了新的亚种——洞狮。

洞狮绝灭于 1 万年前，消失在最后一次冰河期，其原因可能有二：①跟人类争夺洞穴作为居巢而被大量猎杀；②由于欧洲的大型野马被灭绝，引发连锁反应，因为自然界没有食物而随之灭绝。

洞熊和洞狮，是冰河世纪最顶尖的肉食动物，也是宿敌。考古研究中，在古人类洞穴遗址中多处发现过彼此的尸骨，可见洞狮与洞熊是势均力敌的存在。

真猛犸（Mammuthus）：全身长着褐色的长毛，有一层厚达50厘米的皮毛，俗称长毛象，能在冰天雪地中保持温暖，不仅如此，在它们皮肤下还有一层厚达8厘米的脂肪。属名有地下潜伏的意思，因其被发现时，大多都已经死亡，并半埋于冻土中。最为世人熟知的，就是生活于寒带冰原的长毛猛犸象。长毛象的体形和现代的非洲象（肩高3.3米）相似，但有一身的长毛，头部前额高耸，肩高4米，门齿卷曲呈缠绕状，臼齿齿板数较多且密集，为草食性的动物。长毛象是一种从旧石器时代就分布于世界各地的动物，现在已经绝种了。

古生物学家从西伯利亚等地仍能发掘到保存得很完整的长毛象尸体。地球在约150万年前曾出现过几次冰河期，地球上的气温急速下降，在地表高纬度的范围，冰河期大约于37万年前出现，全年都被冰层所覆盖着。长毛象有两根大而弯曲的牙齿，每根长约4米，重约90千克，能帮它挖起被冰雪所覆盖的草，大约在7600年前就已经灭绝。

长毛象为何全部灭绝了呢？归纳起来由外因和内因共同造成。外因：气候变暖，长毛象被迫向北方迁移，活动区域缩小，草场植物减少，使长毛象得不到足够的食物，面临着饥饿威胁；因冰河时期结束，气候骤然的变化使栖息地环境发生改变，长毛象无法适应环境而灭绝。内因：生长速度缓慢。以现代象为例，从怀孕到产仔需要 22 个月，长毛象生活在严寒地带，推测其怀孕期会更长。在人类和猛兽的追杀下，幼象的成活率极低，被人类捕杀的数量随着人类社会现代化而越来越多。它们的生殖与死亡之间的平衡遭到破坏，其数量不可避免地迅速减少。当然，不可否认人类过度猎杀，加速了猛犸象消失。

中国许多古人类遗址都发掘真猛犸化石。真猛犸是原始人的重要肉类资源。与真猛犸生活在同一个生物圈的动物还有：大地獭、披毛犀、角鹿、似剑齿虎、穴狮、洞熊、洞鬣狗、西伯利亚野牛等。

大地獭（Megatherium）：是中新世晚期至更新世晚期的一种身披长毛、体形如牛的动物，直立高达 6 米，体重可达 4 吨，相当于非洲象的体重。1796 年，美国第三任总统托马斯·杰斐逊（Thomas Jefferson）给大地獭命名，也是极少数由非专业人士命名的古生物之一。1796 年，当时杰斐逊还没有当上总统，收到来自西弗吉尼亚州的化石（包括 3 个巨型脚爪以及一些头骨肢骨）。当时他为这些巨爪所震撼，还以为是美洲狮的化石，遂将其命名为"巨大的爪子"；后来得知法国古生物学家乔治·居维叶（Georges Cuvier）对大地獭的研究，随即正式将其命名为"巨爪地獭"。与其他地獭相比，巨爪地獭行动能力更强，因为后肢中央第三趾上的爪子可以着地，使它们能够用整个后爪站立。地獭尾部结实粗壮，能与两条后腿形成三足鼎立之势，能像袋鼠一样直立。其前肢长又弯曲的爪子，能够轻易地拉扯树枝、拔起灌木，也是有力的自卫武器。此外，它们的皮肤下长着许多角质化的硬疖，是毛皮之内的最后一层防御。

巨爪地懒是所有"懒族"动物中最长寿，生存能力最强的一类物种。但它们还是没有摆脱灭绝的命运，于距今约 9400 年前已经从地球上彻底消失了。

剑齿虎（Sabretooth）：大型猫科动物进化中的一个旁支，一种短腿的大型猫科动物，肩高 1.2 米，体重约 300 千克。由于长着一对较长的尖齿，最长可达 20 厘米，仅比篮球的直径短一点。生活在 1.5 万～300 万年前（即更新世—全新世时期）的剑齿虎，体形比现代狮和现代虎还大，以捕食猛犸象幼仔为主食。与原始人的演变共同度过了大约 300 万年，是对原始人生命威胁最大的动物之一。

剑齿虎的食物是大型食草动物，当然对古人类也毫不留情。剑齿虎体形较大，下颌则向下伸出了小型护叶。这样的护叶虽有利于保护突出的剑齿，但同时也增加了骨折和被感染的风险，还造成头部变重，从一定程度上影响了头部活动灵活性。剑齿虎的灭绝与乳齿象灭绝有关。位于美国洛杉矶市区的拉布里亚农场，是世界上保留剑齿虎化石的地方。剑齿虎的生存期处于第四纪冰川时期，气候寒冷。剑齿虎体形很大，脚掌能支撑体重，而大地懒是用脚的外侧着地。剑齿虎的厚实毛皮既具有御寒性，又能够比大地懒行走得更远。剑齿虎最早生活在北美或非洲，在非洲大陆时常以同类为食，那时候的同类数量比现代要多一倍。剑齿虎的前肢肌肉发达，威力无比，在扑食猎物时只需要靠前肢的力量就可以把猎物扑倒。最致命的武器还是它的牙齿。往往牙齿刺入 1 分钟，猎物就会死亡。剑齿虎是史前最大的猫科动物。剑齿虎属灭绝的原因，可能是剑齿虎的表亲刃齿虎属和后代锯齿虎属之间相互竞争和气候恶化。

剑齿虎的概念，狭义仅指剑齿虎属的几个种，即短剑剑齿虎（Machairodus）；但广义可指所有剑齿猫科动物（剑齿虎亚科动物），包括副剑齿虎、剑齿虎（短剑剑齿虎）、似剑齿虎（锯齿虎）、异剑齿虎（异刃虎），以及后猫、恐猫、巨颊虎（巨剑齿虎）、刃齿虎（美洲剑齿虎）。

剑齿虎属身体的适应变化，使人联想剑齿虎存在这样的锐利武器：颅骨附着强健的颈肌以调节头部运动，下犬齿退化，腭能开张约 90°，使上犬齿活动不受限制，臼齿呈剪刀状，而无磨研表面的痕迹。剑齿虎的劣势也很明显，身体比较笨重，体重是狮子的两倍，说明它是一头孤独的伏击杀手。从剑齿虎的肌肉结构可知其咬合力远远不如美洲豹。过去，剑齿虎经常被误认为是长着獠牙的狮子，其实这两者大不相同。剑齿虎的后腿和尾巴短而小，更像是一只体格健壮的灰熊。

剑齿虎曾生活在亚洲、非洲和北美洲，在中国有大量化石出土。刃齿虎分布在美洲大陆上，化石出土最多和骨架最完整的地方在美国。剑齿虎不善于捕食小动物，仅仅靠捕食大型猎物生存，这可能是它的最致命的短板。

鬣狗（Hyaenidae）：像狗一样的哺乳动物，生活在非洲、阿拉伯半岛、亚洲和印度次大陆的一种陆生肉食性动物。种属有缟鬣狗、斑鬣狗、条纹鬣狗和棕鬣狗。似犬，长颈，后肢较前肢短弱，躯体较短，肩高而臀低。鬣狗喜群体生活，一个群体大到几十只，小到十几只，每群的首领多由一头体格健壮的雌性鬣狗领导。鬣狗头比狗的头短而圆，毛棕黄色或棕褐色，有许多不规则的黑褐色斑点，由于其后躯低于前躯，所以它走路和奔跑的姿势不甚优雅。体形中等，似犬颈长，后肢比前肢短，躯体较短，肩高而臀低；颈后的背中线有长鬣毛；牙齿大，呈粗壮锥形前白齿，裂齿发育，臼齿退化。颌部粗而强，能咬开骨头。跑起来却是相当迅速且耐力强，奔跑速度可达每小时50～60千米，长距离奔跑不显倦意。

鬣狗是一类强悍的中型猛兽，常集体猎食瞪羚、斑马、角马等大中型草食动物，甚至可以杀死半吨重的非洲野水牛，不是靠其他动物吃剩的残骸和尸骨而果腹生活的弱者。鬣狗咬合力平均460千克，比号称"非洲之王"之狮子咬合力（为360千克）还要强。鬣狗的社会组织等级森严，觅食时"母首领"能理所当然地得到一块最大、最好部位的肉食。

鬣狗喜欢夜间捕食，能以每小时65千米的速度追逐奔跑速度达每小时40千米的斑马或角马群。斑鬣狗可以独自猎食，也能整群地进行围猎。单个行猎往往收获不大，五次中或有一次成功；然而成群猎食，十次中就可能八次会大获全胜。当鬣狗集体捕获猎物时，就会一拥而上，同时撕咬猎物的肚子、颈部、四肢及全身各处。为防备狮子等动物前来掠夺它们的食物，整个族群的斑鬣狗就一起狼吞虎咽、迅速地分享这份大餐。效率极高，短短数十分钟内，猎物只剩下一堆骨头。鬣狗也是"机会主义者"，除了自己捕猎之外，还经常抢夺其他食肉动物比如花豹，甚至狮子所捕获的猎物。鬣狗在单独猎食时，如发现食物，往往通过嚎叫呼唤其他鬣狗群体迅速赶来，甚至能够驱走体形和力气比它们更大的花豹。

条纹鬣狗，体形较小，全身布满条纹，多为独居，体长100～120厘米，肩高60～80厘米，尾长25～40厘米，体重25～55千克。身躯强壮，后躯低于前躯，脖子粗。黑白色的尾巴长且浓密，脚爪钝。生活在稀树草原的干燥地区，夜晚捕食，杂食性，几乎什么都吃，如种子、树叶、果实、昆虫、鸟类、鱼类和多种哺乳动物。野生寿命大约 12 岁。分布于非洲北部和东北部、南至坦桑尼亚，以及中东地区和阿拉伯半岛到印度北部。多为独居，依靠发达的嗅觉觅食腐肉。有棕鬣狗，体形较大，分布于非洲西南部海岸，常到海滩寻食螃蟹、鱼等。斑鬣狗仅见于非洲，体形较大，成群猎食，除食腐肉外，还猎捕羚羊。

据中科院古脊椎动物与古人类研究所消息，在北京龙骨山曾发掘古人类化石和一批鬣狗化石；2015 年 12 月在西藏阿里地区札达盆地发现 400 多万年前的佩里耶上新鬣狗化石。

土狼（Proteles cristatus）：虽然叫作狼，但实际属于体形较小的鬣狗，最明显的特点就是除了面部和尾巴之外，它全身都遍布黑色条纹，也是唯一一种前脚拥有五根脚趾的鬣狗，它们最喜欢的食物是白蚁，一只土狼一夜之间可以捕食 30 万只白蚁。

科学家们早期研究认为，土狼与条纹鬣狗相似。但近期的研究显示，土狼很早前便与其他鬣狗科分道扬镳。土狼个头不大，体长 55～80 厘米，肩高 48～80 厘米，尾长 20～30 厘米，体重 9～14 千克，雌性个体体形明显大于雄性。肩部高而臀部低，从头后到臀部的背中线具有长鬣毛，全身棕色，但体侧和四肢均有棕褐色条纹，尾毛长而蓬松。前臼齿小而尖，仅 2 枚，臼齿仅 1 枚且退化，不适于强力咀嚼肉类。但是，土狼却是土狼亚科中唯一至今幸存的物种。

当受攻击时，土狼会喷出有麝香气味的液体，因此能与攻击者搏斗。除进食柔软的腐肉、鸟蛋外，另外的食物是白蚁。土狼的舌头较长而发达，可舔食白蚁。晚上出来寻食，白天很少见。冬末产仔2～5只，由雌雄土狼共同哺育。土狼在尾根下有1个囊状腺体，其分泌物用于标记领域。当遭遇天敌袭击时，往往肛门会放出臭液而逃跑。多分布于非洲西海岸和南部。

土狼能通过气味标记、勇敢地攻击入侵者的方式来划定它们寻食领地的范围，能独立寻找白蚁的蚁冢。天敌是锦蛇和豹子。许多食肉动物在威胁敌人时都要张开血口展示牙齿，但土狼却闭口不露牙齿，而是将毛竖起，以增大身体体积。常寻土豚的废弃洞穴而栖。土狼不捕食大型动物，而是摄食昆虫幼虫和腐肉。在夏季，一只土狼每天晚上可以捕食30万只白蚁。而在冬季，白蚁稀缺得多，只能达到夏季的五分之一，从而导致土狼体重严重下降。土狼以昆虫为食，比其他食肉动物更易获得食物。分布于非洲撒哈拉沙漠以南的较开阔地区。

我有一个约会

非洲奥杜瓦伊峡谷，是人类起源的地方。中国很少有人去过那里，笔者也没去过。不过，笔者却与原始人曾经有过多次约会，那是笔者心里特别在意的一个地方。

这是一段真实的经历，也是笔者心路上的一个记录。我这辈子打交道最多的，一个是动物，一个是吃肉。

中国有部电影《五朵金花》，剧中描述云南大理的各族阿哥和阿妹，在那个火红的年代，投身于家乡的农村社会主义合作化建设的故事。年轻人约会在蝴蝶泉边，过着幸福而又知足的生活。云南真是一个七彩斑斓而又神秘的地方。

2010年，笔者从网上了解到云南与贵州交界处有很多的古人类洞穴。于是我脑海里萌生了一系列的联想：原始人吃肉吗？他们是怎样狩猎的？这些肉类的资源又是由哪些动物构成的呢？现在他们在哪里？……这一些像谜一样的问题，急迫地催促我去寻找答案。就这样我开始了与原始人的约会。

为了吃肉，不知道原始人吃了多少苦头。为了寻找吃肉的逻辑，笔者一次又一次来到云南富源，来到大河镇刺托古人类洞穴，与原始人展开跨越时空的约会。

从贵州通往昆明的高速公路，必经一个在历史上被称誉为"滇南胜境"的地方。"胜境关"所在地就是滇贵高原交界的富源县。"富源"不仅是一个吉祥的符号，而且还是宣威火腿的主产地。在这里的大山深处，还蕴藏着一个从旧石器时代遗传过来的"国宝"级动物——大河猪，即我国大西南名猪"乌金猪"的祖先。

乌金猪肉质鲜美，富含钙、铁、锌，Ω-3脂肪酸和Ω-6脂肪酸，适合高原牧场养殖。与西班牙的伊比利亚黑猪齐名。起源于云、贵、川乌蒙山区与金沙江畔，故取名"乌金猪"。据考古发掘可追溯到旧石器时代，与人类进化的历史一脉相承。

乌金猪属放牧型猪种，体形结实，后腿发达，能适应高寒气候和粗放饲养，其肉质优良、肉味鲜美、口感细腻，既适合新鲜食用，又是享誉国内外云南火腿的优质材料。

乌金猪耐粗粮、抗劣性强、抗病能力强，适宜放养。当地民谣曰："养猪不放，难得养壮。"一般仔猪出生15天即随母猪出圈游动，断奶后便随群出牧。放牧时以牧草、野菜、青料等为食，还喂给荞麦、薯米等。"吃的是中草药，喝的是山泉水，长的是健美肉。"这是对乌金猪绿色原生态、肉质鲜美的形象评价。

关于"乌金猪"进化的演绎，还要从 20 世纪 50 年代说起，云南省富源县大河乡发现一处古人类居住的洞穴遗址，位于富源县城南东 160°方向，距县城约 17 公里的大河镇唐山村刺托，坐标北纬 25°32′，东经 104°18′。

据云南省地质科学研究所报告：1998 年在古人类遗址刺托洞（后更名为大河洞），共发现了 90 件动物化石、36 件石制品，经中国科学院古脊椎动物与人类研究所鉴定，确认 22 件石制品为人工制品，古脊椎动物化石有 16 个种属；经河北省科学院地理所进行分析：根据地辰、测年以及哺乳动物种类的情况，确认了遗址年代为距今约 4 万年前的晚更新世旧石器时代。

2001 年、2002 年、2006 年，云南省文物考古研究所对富源大河遗址，先后组织了三次发掘。共获得石制品 1400 余件，动物化石 150 余件，发现一颗古人类的牙齿（臼齿）。

洞穴生活的区域集中在水源旁边，洞内有 30 多平方米的石铺地面，用有一定圆度的石灰石碎块铺成，地面呈灰白色，现在看来虽凹凸不平，但也能阻隔潮湿。考古专家介绍说，用石灰石铺成的地板，是旧石器时期古人类（智人）生活的一种形态，也反映了原始人的生存智慧。

在大河遗址发掘中，出土了上百件石器器物，包括圆形刮削器、锯齿状刮削器、盘状刮削器等，据专家现场分析，这些做工精美的石器具有代表旧石器时代文明的欧洲莫斯特文化典型特征。这些都是原始人狩猎、屠宰的重要工具和武器。

同时，这里还出土了大量鹿、猪、鼠、熊、牛等动物的骨片化石，其中还有一副长约 25 厘米的完整鹿角。在遗址中发现的一颗古人类牙齿更是让专家们惊喜。火塘上方有一个天窗，是天然形成的钟乳岩窗口，古人在这里烧烤食物，烟能从天窗排出去，不会污染洞穴内空气。据对洞内出土的大量动物牙齿、骨头化石考证，专家发现这正是处于古人类狩猎期的生活形态。

据中科院古脊椎动物与古人类研究所专家张森水说：大河遗址保存完整，在洞穴中发现的人类活动痕迹和多个文化堆积层，反映这个时期中国拥有高度发达的旧石器工业的文明，弥补了 4 万～10 万年间中国人类活动的空缺。

2000 年 9 月的野外调研，在富源县雨汪、施乐戈等地的洞穴进行，在雨汪洞发掘有鹿牙、豪猪等古脊椎动物化石；在施乐戈洞发掘了石核、石片和石器 16 件，有砍砸痕迹的砾石 9 件，化石碎片 2 件，该洞是以洞大、石器偏中型、较原始为特点的旧石器文化遗址。

到目前为止，刺托洞经确认的石制品计 22 件，刺托洞所在的山体是由中三叠统关岭组（T2g）地层组成，岩性为灰、灰白色薄至中厚层状灰岩、泥质灰岩与蠕虫状灰岩互层夹白云质灰岩、生物灰岩及燧石团块灰岩等，在离刺托 1500 米的亚红马塘的同一层位泥灰岩中产丰富的双壳类化石。此山体比较明显的有三层洞，洞的延伸大致沿地层的倾向方向，即东北方向，倾角 30°左右，构成了一溶洞群：

下层洞：高程 1731.85 米，高出块择河（大河）23.64 米，高出凹地 2 米；

中层洞：高程 1742.93 米，高出块择河（大河）34.72 米，高出凹地 13.08 米；

上层洞：高程 1753.06 米，高出块择河（大河）44.85 米，高出凹地 23.21 米。

下层洞的盖层已因被剥蚀及开采石灰岩殆尽，只剩下钙华及其下的黏土层；上层洞已堵，考古发掘的重点是中层洞，洞长 14 米，高 2.4 米，宽 4 米。先把洞内扰乱堆积搬出洞外，因当地人多次光顾，从中已未见动物化石和石制品等遗物。而后，在洞中的前、中、后三个部位作探井观察，从洞中堆积物顶至基岩止，情况相似，堆积物厚度在 110 厘米。探井柱状剖面从上而下：（1）灰、灰紫色钙华层，其上有灰紫色黏土，采孢粉、碳 14 测年样厚 5~10 厘米；（2）灰紫色黏土，在钙华层之下 30 厘米处发现碳核、烧骨及石器，含哺乳动物化石，采孢粉厚 20 厘米；（3）紫灰色黏土，含哺乳动物化石，采孢粉厚 20 厘米；（4）灰紫色黏土，在 72 厘米处含哺乳动物化石，采孢粉 2 件，厚 22 厘米；（5）灰紫色砂质黏土，在 90 厘米处含哺乳动物化石、采孢粉，厚 18 厘米；（6）灰紫色黏土、采孢粉，厚 20 厘米；（7）灰白色钙华，厚 2 厘米；（8）基岩，中三叠统关岭组灰色含泥质灰岩。

所谓"钙华层"是云南曲靖地区上更新统的标志层。从已揭露的探井的堆积层来看，都是在洞中脱离地下河环境之后所形成的。堆积层所含的石制品、动物碎骨和牙齿一般都保持被裂时所产生的锋利边缘，看不出被流水长距离搬运的磨痕，许多石制品和化石出土时还被钟乳石沉积物所包裹，表明它们被埋在堆积物里之后没有位移过。据我们观察，早期人类活动应该是石制品和动物化石聚集在洞内的主要原因。当然，正如不少化石上的咬痕表明，鬣狗、啮齿类等动物对洞里碎骨的积聚也起到一定作用。

刺托洞所发现的原始人加工制造的石制品，大多数由凝灰岩、玄武岩、砂岩、硅化石英岩和角砾状硅化灰岩制成。

石制品大都来源于块择河（即大河）中之砾石，遗址离大河仅 300 米，可以设想，旧石器时代的"工匠们"很容易就能从附近的河床里挑选出适用的凝灰岩、玄武岩和砂岩砾石来打制工具，这些砾石都是硬度大、质细均一、有韧性的岩石。

经鉴定，刺托洞确认的石制品计 22 件，分别是石核 4 件（双台面石核 1 件），占 18.1％；人工痕迹石块 4 件，占 18.1％；石片 12 件（含非完整石片 3 件），占 54.5％；偶作加工石制品 1 件，占 4.5％；刮削器 1 件，占 4.5％。以上的石核、石片和刮削器大都采用砸击法打制，从上述分类可看出，小型的石片石器在本地区占有非常重要的地位，也是早期人类适应本地区晚更新世环境的产物。在这种环境中，刺托洞的早期先民可能更多地以动物的肉类为食，因而形成以小型石器为主体的旧石器工业。而云贵高原低温多雨的自然条件，是促使早期人类乐于利用当地众多的岩溶洞穴生存的重要因素。

在刺托洞还发现了一些哺乳动物化石，可推测刺托洞遗址的原始人需要到森林中去狩猎这些动物而获得肉类，如虎、象和巨獏以及大部分偶蹄类，也有适应山地但多在竹林中生活的动物，如德氏猫、仓鼠等，也有喜水、常在水边沼泽附近生活的动物，如中国犀、水牛，也有在洞穴中生活的鬣狗等。

从哺乳动物化石保存情况看，大多为单个的牙齿且缺少牙根，其中以鹿、牛的牙齿数量最多，并与人类制造的工具在一起，可见在当时这些动物都是原始人类狩猎的成果。

除刺托洞外，考古学家从中国的其他古人类洞穴也发掘出不少哺乳动物的化石，其中有些动物是原始人吃肉的重要来源。比如广西柳江洞，位于广西柳江县新兴农场通天岩洞，与柳江人化石一起出土的哺乳动物化石有：豪猪、东方剑齿象、大熊猫、中国犀、巨獏、鹿、牛等。根据人类头骨的形态肯定这些化石属于更新世晚期。水城硝灰洞，位于贵州省水城县城区，在这里发现的大多数动物化石都是单个的牙齿，包括剑齿象、牛、羊、猪和鹿，属更新世晚期。铀系法测定牛牙化石的年代是大约 5.2 万年前。西畴仙人洞，位于云南省西畴县。这里发现的动物化石种类多，大多是零散的牙齿，包括人牙、猩猩、豪猪、长臂猿、猕猴、蝙蝠、线鼠、黑鼠、竹鼠、中国黑熊、大熊猫、小熊猫、矍猪、水獭、爪哇豺、灵猫、花面狸、斑鬣狗、虎、豹、东方剑齿象、马、中国犀、巨獏、猪、黑鹿、麂、苏门羚和水牛。

从富源刺托洞、广西柳江洞、水城硝灰洞和西畴仙人洞等古人类遗址发掘的动物群情况来分析，共同之点即其均属晚更新世（距今 4 万～10 万年前）的动物群，动物种类与中更新世晚期的盐井沟动物群基本相同，主要是中国熊、大熊猫、箭猪、剑齿象、真象、犀牛、水鹿及牛等。

笔者对刺托洞穴原始人所制造的各种用途的石具和石器，以及对居住场地采取石灰石片铺垫隔潮等生活措施非常感兴趣，从中可见原始人的聪明智慧。

当然，在这里发现的大河猪牙齿的化石也令我非常感兴趣。因为中国猪的驯化大约起源于 9000 年前，从云南刺托古人类遗址的猪齿化石分析，这里可能存在过两种情况：（1）大河刺托遗址的原始人能够通过狩猎捕获豪猪等动物作为食物，然后经宰杀，饮血和烧烤吃肉。这是这个遗址和化石给予我们最起码的见证。（2）按现代已经掌握的考古资源，我们是否能假设 4 万～20 万年前，刺托遗址原始人当时可能具备驯服动物的能力，如果生活在这个洞穴里的原始人能繁衍延续后代，经历了从旧石器时代进入新石器时代的岁月风雨，那么这个洞穴里的豪猪牙齿化石就有可能是现代中国西南猪类动物的祖先。

让笔者比较兴奋的是，在富源县大河镇现在还盛产一种黑猪，联想到刺托洞遗址中出土的猪齿化石，这种黑猪自然就是它们的后代了。据《富源县农牧志》载："大河猪"是我国西南三省的优良猪种之一，系"乌金猪"的一个重要类型。猪种的形成，从有记载的公元前 116 年算起，已有 2138 年，因盛产于大河镇营上一带而得名，曾被列入国家级畜禽品种资源保护名录。

从某种角度来看，我与富源大河遗址原始人的约会就是这样开始的。从对远古人类的了解，到对大河猪的了解，再到大河乌猪的了解，从了解到约会，一直到彼此之间产生了不解之缘，这就是我与原始人约会的轶事。

远古厨房

智人的某些近亲族群就住在位于现今以色列胡拉峡谷（Hula Valley）的格舍尔-布诺特-雅各夫（Gesher Benot Yáaqov）洞穴，这是人类族群定居数万年的营地，直到大约 78 万年前，一场泥石流或洞穴坍塌把这个营地掩埋。

1935 年，耶路撒冷希伯来大学的考古学家发现了这个洞穴，并展开长达数十年的细致挖掘。他们揭露了旧石器时代的饮食故事，并提出"远古的中央厨房"的见解。可见远古洞穴有火，可能就是那时哪个群落的大食堂。

20 世纪 90 年代，耶路撒冷考古学家纳马·戈伦·因巴尔（Naama Goren-Inbar）在研究遗址的残余物后，推断出此遗址处的焚烧痕迹不可能是随机的野火造成的。野火造成的火灾会短暂地烧过宽阔的区域，而且温度比人为生的火要低（人类生火会小心翼翼地想办法把热量集中）。

考古学家发现遗迹中的食物曾经用高温烧烤过，因此推断洞穴中的居民已经有能力用火。挖掘人员掀开焚烧过的燧石碎片堆，以及白蜡木、橡树与橄榄树枝烧焦后留下的炭块与灰烬，仿佛置身于 100 万年前……

在某座湖边附近的一个玄武岩洞穴系统里，早期人类建造了一个用石头围成圈状的灶台。他们的群落周围资源非常丰富：湖里有各类鱼群；沙地上有螃蟹跑来跑去；乌龟慢条斯理地晃着；附近的山坡上，有野生橄榄和葡萄等着人来摘。女人和小孩负责采集食物，并把食物丢进火里。他们看着食物被烤焦、裂开，然后用棍子把食物拨出来，急着把最好吃的部分放进嘴里，品尝着有炭烤痕迹的鱼肉和水果。有时候男人会追踪、猎杀其他动物以取得肉类，不过他们更常找到的是残骸，一些刚被其他掠食者杀死的鹿肉或象肉。他们从残骸上切下肉，用火烤熟，滴下的兽血和油脂被烤得嗞嗞作响。

他们用火来加工食物。在主灶台区也发现了焚烧过的谷物外壳与橡子壳。洞穴居民烤过多刺的睡莲种子、橄榄、野生葡萄和水飞蓟；还有烹煮过的鱼骨和蟹钳，也有鹿、象及其他动物的骨头碎片。准备食物时会用到的整套工具里，火是最有效的。说明早期人类是有厨房的。有一块地方专门用来去掉鱼的内脏；用来处理坚果的地方有石锤和有凹痕的石砧，在烤橡果之前，人们就是在这种石砧上把果壳敲破的。附近还有许多用来制作健身工具的石砧。

"居住在这里的原始人类令人刮目相看，可以说他们相当现代化，"纳马·戈伦·因巴尔说，"他们知道许多动物的生命周期以及这些动物的喝水、进食和社会习惯；他们知道要吃什么植物；知道要去哪里找玄武岩、石灰岩和缝石，用这些原材料制造石器工具。这些材料差别相当大，他们得去不同的地方才能找到，甚至连断裂力学也非常不同，所以用不同材料制作工具需要不同的技巧。总而言之，这里的人类十分厉害。"

据以色列和加拿大科学家指出，他们利用人工智能算法，发现了迄今最古老的人类用火的遗址之一，人类在此处用火的行为可以追溯到至少 80 万年前。最新技术有助于进一步揭示人类起源的秘密。

火的使用是远古厨房的重要标志。火不仅可以让人感到温暖，还可用于制造更复杂的工具，让食物变得更安全，从而有助于人类的生存、发育和繁衍。

迄今为止，科学家们在全球范围内仅发现了 5 个可追溯到 50 万年前人类用火证据的遗址：位于南非的斯瓦特克朗洞、肯尼亚的契索旺加洞、以色列的格舍尔-布诺特-雅各夫洞和西班牙的阿尔塔米拉洞。

　　传统的考古方法对于早期古人类遗址使用火源的识别，主要依赖于对蚀变沉积物、岩屑和骨骼的视觉评估，如土壤变红、变色、开裂、收缩、变暗等，但这可能会低估当时人类用火的普遍程度。而在最新的研究中，菲利佩·纳塔利奥等人开发了一种基于深度学习算法的光谱"温度计"，并借此揭示了以色列最古老的遗址之一——埃夫隆采石场存在被火烧过的动物和岩屑残存，其年代介于 80 万～100 万年前。

　　吃肉是旧石器时代后期推动人口增长和拓宽饮食广度的物质基础。原始人之所以能够生存下来并繁衍至今，还是因为有了肉类资源保障。身体强壮起来的原始人，能进一步开展更大规模的狩猎活动，从而掌握更多的资源。原始人类为自己解决了进化的营养需要，逐步发育健全了大脑，使人类逐渐拥有自己的思维和认知能力，终于走出了险象环生的恶劣环境，开创了自己的文明。倘若没有肉类可食，人类进化可能早已经成为泡沫。

第二章

肉类，之所以叫肉

这是一幅关于肉类与消化、营养的素描。肉类，之所以叫肉，是因为肉类的结构、细胞、基因与营养物质。不仅最容易被人体消化吸收，而且还能够滋补大脑。肉类的成分，除了具有通常所说的六大营养素外，还有在人体内具有生物学活性的肉类活性因子，这是人类健康的灵魂。而肉类的味道，是烹饪王国的灵魂。

从定义出发

从广义来讲，凡作为人类食物的动物组织，均可被称为"肉"。以这些动物体组织为原料所加工成的制品也属于肉的范畴。虽然几乎每一种动物都可以食用，但是现代人类所消费的肉类主要来自于家养的动物和水产动物，如猪、牛、羊、鸡、鸭、鹅和鱼虾等。狭义地讲，肉是指动物的肌肉组织和脂肪组织以及附着于其中的结缔组织、上皮组织，也包括微量的神经和血管。由于肌肉组织是肉的主体，它的特性与肉的主要食用品质和加工性能密切相关，因而我们通常所讲的肉其实代表肌肉组织。

肉类可以分为以下几大类：红肉，如牛肉、猪肉和羊肉等，是人类消费量最大的一类；白肉，如禽肉，指家禽的肉，如鸡、鸭、鹅、火鸡等；海鲜类，指水产动物的肉，其中最具代表性的为鱼类，蛤、龙虾、蚝、螃蟹等也被归为此类。

中国的肉类资源，限于家畜、家禽和水产类。在我国，肉类消费增长较快，猪肉消费占比较大，禽肉消费一直在较快增长。在英国，用于消费的肉类主要有羊肉、牛肉和猪肉，英国人通常把兔肉划归为禽肉。在一些欧洲国家及其他地方，马肉、山羊肉和鹿肉也被作为肉食。在不同的地方，各种各样的哺乳动物都根据其可获得性以及当地的风俗而被食用，如因纽特人把海豹和北极熊作为非常重要的食物；非洲中部的一些部落把河马和大象当作食物；澳大利亚土著居民捕食袋鼠；在东南亚，犬和猫被当成食物；在沙漠地区，骆驼是非常重要的食物；在挪威和日本，鲸也上了餐桌。

各种肉及肉制品均能为人体提供丰富的蛋白质、脂肪、水、无机盐和维生素，以满足我们每天活动所必需的能量。肉及肉制品是营养丰富的食品，但是，肉类中含有的这些营养物质的含量随动物的种类、年龄、部位的不同也有很大的差异。

例如，猪、牛、羊等大牲畜的肉中含有较多 B 族维生素，其中猪肉中的维生素 B_1 含量较高，猪肉是维生素 B_1 的良好来源；牛肉中叶酸含量较高。而在这些动物的肝脏中，各种维生素的含量均很高，动物肝脏是维生素 A、维生素 D、维生素 B_2 的极好来源。此外，畜肉中含有多种矿物质，其中以铁最为重要，肉类中的铁以血红素铁的形式存在，易被人体吸收。在蛋白质和脂肪含量上，猪肉中的蛋白质含量低，约为 15%。但是畜肉是膳食中蛋白质的重要来源，畜肉的蛋白质是完全蛋白，生物效价高，可以与植物蛋白质发生互补。然而，结缔组织中的蛋白质，如胶原、弹性蛋白等因缺乏色氨酸，其生物效价较低。

与畜肉相对应的禽肉，以鸡、鸭、鹅为代表，其营养价值与畜肉类似，但由于它们的肉质细嫩，因而更容易被人体消化和吸收。禽肉的蛋白质也是优质蛋白，生物效价与猪肉和牛肉相当。但禽肉的脂肪中不饱和脂肪酸含量高于畜肉。禽肉中 B 族维生素含量丰富，尤其富含尼克酸。与畜肉相同的是，禽肉中铁、锌、硒等矿物质含量较高，但钙的含量相对较低。

在水产品中，鱼肉的蛋白质含量为 15%～20%，消化吸收率高于畜肉，生物效价也较高。此外，鱼类肉产品被人们所熟知的一大特点便是其富含 20～24 碳的长链不饱和脂肪酸（包括 EPA 和 DHA）和牛磺酸，有助于婴儿的生长发育，能够有效预防心血管疾病，也是保护视力的有益物质。

目前社会中有很多吃肉不好、反对吃肉的说法，但其实肉类是人类食谱中非常重要的组成部分，其具有不可替代的营养作用，肉类不仅是优质蛋白、微量元素和多种维生素的重要来源，也是平衡膳食的重要组成部分，应适量常吃。

肉的味道

在世界美食或烹饪辞典里，味道永远是第一位的。食物的味道，是指食物的气味分子接触到人的嗅感受器，进而引发一系列的酶级联反应，是食物分子进入口腔前后带给嗅觉、味觉、视觉和触觉等刺激，所引起人体神经中枢对食物产生的综合感受。

嗅觉和视觉都是一种远感，它能通过长距离感受化学或物理刺激。相比之下，味觉和触觉是一种近感。煮肉时，肉汤之所以会散发出诱人的香味，是由于肉里的含氮化合物如肌酸、肌酐、嘌呤碱等溶在汤里。另外，汤里还溶有少量的氨基酸，这些都是使肉汤鲜美的物质，叫作"含氮浸出物"。肉中的含氮浸出物越多，肉汤的味道越浓。同时肉中脂肪也能部分溶于汤中，使汤味道鲜美。它们可以刺激消化液分泌，从而能促进食欲。除此之外，汤里还有水溶性 B 族维生素和一些无机盐，但蛋白质含量很少，这是因为在煮汤时，只有很小一部分水解产物溶在汤里，而绝大部分蛋白质仍留在肉里，所以如果光喝汤不吃肉，那就无法满足机体对蛋白质的需求。

为什么人类喜爱吃肉？为什么鲜味对人类来说如此美味？

为什么我们要寻找像肉那样充满鲜味的食物？因为鲜味标志着食物中蛋白质的存在，可以帮我们选择良好的营养来源。肉类含有大量的可溶于水的含氮浸出物，如肌凝蛋白原、肌肽、肌酸、肌酐、嘌呤碱、尿素和氨基酸等成分使肉的味道呈现出淡甜微腻。肉类的特殊成分，正是肉类本身的特色。肉类、贝类、鱼类及味精和酱油等，都具有鲜美的滋味，其主要呈味的成分是琥珀酸、氨基酸等。（1）琥珀酸及其钠盐：琥珀酸的学名为丁二酸，在鸟肉、兽肉中有少量存在，以贝类中含量最高，蛤蜊肉中含量达 0.14％。（2）谷氨酸及其钠盐：谷氨酸主要存在于植物蛋白中，尤其在麦类的麸蛋白中，所以过去一直是用面筋来制取谷氨酸。日本专家也因此了解海带的价值，从中提纯做成了味精，这个物质就是谷氨酸钠。谷氨酸具有酸味和鲜味，经适度中和后的谷氨酸-钠盐（味精）酸味消失，鲜味显著增强。

然而，谷氨酸二钠盐属于碱性盐，无鲜味，也不能用作鲜味调料。商品味精是含有一分子结晶水的谷氨酸-钠盐，熔点为 195 ℃，易溶于水，难溶于酒精，其水溶液具有浓鲜味，含量为 0.03％的谷氨酸-钠盐水溶液仍具有鲜味。它与食盐共存时，鲜味更佳。味精的水溶液经 120 ℃以上的长时间加热，其分子内会失水生成羧基吡啶酮（又称焦性谷氨酸），不仅使鲜味消失，还会对人体产生危害。因此烹调添加味精时，要避免在过酸、过碱和高温情况下使用，应该在烹调之后（即当菜肴临出锅前）添加。

简单来说，肉味就是鲜味。现在不少国家已经不用味精，但他们的名菜和名产都离不开鲜味。意大利人发现奶酪和番茄有鲜味，所以就在菜肴中大量使用此类食材。法国人发现把牛肉高汤浓缩，可使氨基酸呈鲜的作用加倍。日式高汤是日本食物的根本，主料就是昆布（日本海带）和木鱼花（干鲣鱼削片）。鲜味后来被发现有协同效应。把具有不同鲜味的食物组合起来，鲜味的感受会有明显的飞跃。中国制作酱卤食品的老汤，就是由多种呈鲜味分子的食材组合经低温慢火熬制而成的。日本人将在木鱼花中发现的肌酐酸和从蘑菇中发现的鸟苷酸放在一起，发现对鲜味的阈值有百倍的提升。鲜味不仅提升了味道的层次，而且还激活了新鲜食材本身的味道，它是一种有效的增强剂，能促进某些食物，包括肉类带给人类的愉悦感。

鲜味通常不独立作为菜肴的滋味。在应用过程中，鲜味一般在有咸味的基础上，方可呈现最佳效果。咸可增鲜，酸可减鲜，甜鲜混合能形成复合味道，经烹饪后可使鲜味较弱或基本无鲜味的原料增加滋味。这也是为什么中国南方强调用甜味起鲜。

肉类的起始味道，源于动物脂肪中含有的风味物质。动物脂肪的风味物质是一类挥发性化合物，如牛脂、羊脂和猪脂风味。不同的动物与动物不同部位的脂肪含量是不一样的，常见的肉类脂肪含量如下：

肉的类型		脂肪含量/（克/100 克）
猪肉	肋条肉	59.0
	肥肉	90.4
	瘦肉	6.2
	肥瘦	37.0

续表

肉的类型		脂肪含量/（克/100 克）
鸡肉	鸡腿	13.0
	鸡翅	11.8
	鸡肌肉	2.3
羊肉	瘦肉	3.9
	肥肉	14.1
牛肉	瘦肉	2.3
	肥肉	13.4
	鹌鹑	9.4
鸭	北京填鸭	11.3
	普通鸭肉	19.7

由于肉类所含的风味物质种类和含量不同，所以肉类的滋味各具特色。

牛脂、羊脂和猪脂的主要成分是羧基化合物，如硬脂酸、油酸和棕榈酸。在加热条件下，醛类、烃类、酮类和呋喃类等含量均明显增加。猪脂、羊脂和牛脂中的棕榈酸的含量最高，其含量分别为 22.8%、22.5% 和 30.1%。羊脂中的饱和脂肪酸的硬脂酸含量比较高，猪脂中的饱和脂肪酸的硬脂酸含量比较低。在 180 ℃加热 3 小时、5 小时和没有加热的情况下，油脂的风味特征变化很大，加热后产生的挥发性物质，主要是醛类、呋喃类、酮类和烃类等成分，加热可促使动物油脂的风味变得更加浓厚。

肉的味道指动物经屠宰、冷却后原生的味道，或者肉经过长期不当储存，而发生了氧化，或者已经变质腐败的味道，这些都是由于动物遗传或酮体蛋白质、脂肪酸等成分发生化学变化而产生的味道。

肉的天然风味，基本取决于动物脂肪酸的挥发性化合物。不可否认，畜禽的品种、性别和饲料，及肉的成熟度和储藏条件等，对肉本身的风味影响很大。肌内脂肪越多，肉的风味也越浓郁。烹调过程中，部分脂肪氧化，产生大量诱人的香气与味道。肉的口感也是人们所关注的，丰富的口感能提高人们的进餐满足度。多汁口感第一个来源是肉自身的汁液精华；其次来自唾液，并且与肌内脂肪有直接关系，因为脂肪可刺激唾液分泌。因此肉的多汁感不仅来自肉本身，还有分泌的唾液同样重要。而烹调时肉产生的诱人香气恰恰是引起人们分泌唾液的重要因素。

生肉的味道和香气很弱，但经过烧煮后，其香味会被提取出来。不同种类的动物肉，加热后会产生很强的特有气味，这是由于加热会导致肉中的水溶性成分和脂肪发生变化。现在普遍认为畜禽肉在受热过程中的特征风味主要是脂类物质降解产生的化合物，作为加热肉的风味成分，还与氨、硫化氢、胺类、羰基化合物、低烃脂肪酸有关。如羊肉所散发的膻味是由辛酸和壬酸等饱和脂肪酸所致。游离脂肪酸在肉加热前后的含量是不同的，游离脂肪酸的多少将直接影响着产品风味浓郁与否。

有学者表示，生肉是没有浓郁香味的，只有在加热时才会产生香味，这涉及多个复杂的化学反应，主要有美拉德反应、亚油酸效应和斯特雷克尔氨基酸反应，其中美拉德反应是肉香味最主要的来源。

肉的冷却与后熟。屠宰后的动物肉经冷却与后熟，风味会增加。因为刚屠宰的动物肉不久便进入尸僵阶段，肉质坚硬、干燥，不易煮烂，难以消化，没有香味，pH 值会由 7.0 逐渐下降。在 4 ℃环境条件下，肉的 pH 值会逐渐下降为 5.7～6.8，肉会渐渐成熟，开始软化，并逐渐游离出酸性肉汁，结缔组织软化，僵硬消失，肌肉柔软并富有弹性。这样的肉类在煮制时，肉汤呈透明，气味芳香。用已经成熟的冷却肉加工成肉制品，产品结构较好，风味最佳。

经过冷藏之后，肉的风味也会渐渐下降。即使冷冻保藏，也会随贮藏时间、温度、湿度、环境条件的变化，而使肉的颜色、营养成分及外观性状发生明显变化。在低温下长期贮藏接近一年的肉类，吃起来可能有氧化味，且口感明显粗糙。这是因为冻肉的脂肪组织在空气中很容易被氧化，生成了一些醛酮类过氧化物，特别是含有较多不饱和脂肪酸的酯类。各种脂肪中以家畜肉的脂肪最稳定，禽类次之，鱼类最差。而在家畜脂肪中，又以猪肉脂肪最稳定。肉在贮藏中，当受到微生物的侵害时，肉中蛋白质会腐败分解而产生硫化氢、氨、吲哚等不良气味。

不同物种的肉类味道不一样。猪、牛、羊、鸡、鱼和兔等风味各不相同。肉类即使来源于同一物种，由于来自不同的品类、产地、性别和地域，肉的风味差别也会很大，例如山羊肉比绵羊肉更膻；种猪肉带有腥臊味；腱牛肉带有轻微的牛乳气味。动物的生长年龄对肉的风味也有影响，如老牛肉比犊牛肉风味更浓郁；老母鸡炖出来的肉汤更浓也更香。不同部位的肉，其风味也有差别，如腰部肌肉较嫩，但缺乏风味；膈部肌肉风味浓，但韧度较大、筋腱较多。此外，若将肉与有气味的化学物品和其他食品同时存放，肉可能会吸收这些物品的气味，如汽油味、香蕉油等。用这样的肉生产出来的肉制品，风味必然欠佳。简单地说，肉类的异味有三种，即膻味、臊味和腥味。

膻味，一般指羊肉具有的特殊风味，俗称"羊膻味"。羊胃中的微生物将羊吃的食物中的脂质分解后，产生这种膻味极大的"支链脂肪酸"，所以说年龄越大的羊，体内含有的这种物质就越多，膻味也就越大。

臊味，指的是猪、鸡这类食肉动物的食材，常见动物的内脏中，气味浓郁的往往是内脏中的白色筋膜，比如猪肾，切开后就能看到那层白色的筋膜。

腥味，常见于水产生物，是鱼类含有的氧化三甲胺、乙-氨基戊酸等成分产生的特殊气味。煮鱼时加入姜丝，当汤汁沸腾时加入适量料酒和醋，即可除去鱼腥味。虽然鱼肉的腥味源于三甲胺，但从某种角度说，氧化三甲胺也增强了鱼肉鲜美的滋味。

如果动物患有疾病，可能给肉的风味带来恶劣的影响。比如动物患有肌肉脓肿、气肿疽、酮血症或苯酸中毒，其肉风味会变得极差，往往还可能带有异臭。动物屠宰前，如果口服或注射了樟脑、焦油和乙醚之类药物，或者肉类在运输环节中受到以上化学品（物）不同程度的污染，其肉品都可能带有不同程度的令人厌恶的味道。

肉的味道包含肉本身的味道和肉制品的味道。肉制品的味道比较复杂，除了有肉类本身的风味外，还有经腌制、风干、烧烤、蒸煮、烟熏、酱卤或发酵等不同加工技术处理后所形成的风味。

　　肉制品的风味是滋味与香味的复合体，即人能感觉到的由动物与植物等多种食物相关成分融合在一起的气味和口味交织的总和。对一种食品来说，如果在食用时能够刺激味蕾和引起食欲，那么这个产品就容易引起消费者的关注。由此可见，对肉制品来说，具有良好的质地和独特的风味是非常重要的。

　　不同的原料肉会对肉制品的风味产生较大影响，有时风味会相差很大。因此，在肉制品生产加工过程中，在需要注意原料肉使用的同时，还要注意肉类的解冻方法、加热方式、天然香辛料的使用，以及弥补肉本身的缺陷，调节和刺激人的味蕾，增强肉制品的香气、风味，使产品以独特的风味进入市场。

肉类加工与美拉德反应

　　肉类吸引人类的关键在于，肉在烹饪过程中变成褐色时会产生脂肪和鲜味的独特混合物。生肉不那么吸引人的原因在于其缺乏强烈的香味。

　　生肉的味道与香气均弱，肉经过烧煮，其味道与香味不仅会被提取出来，而且更加稳定和厚重。不同种类的动物肉，加热后均会产生很强烈的特有气味，这是由于加热导致肉中的水溶性成分和脂肪的变化。

　　肉品在加工过程中的温度、时间和水分含量等因素，也会影响肉中风味物质的反应变化和形成风味物质。例如，高温环境下加工的肉制品，会有一种明显的高温蒸煮味，如肉类罐头，在高压灭菌时加热，使蛋白质析出硫化氢，它与从罐内壁涂料内丙酮析出的氧化三甲基发生反应，产生各种化合物，包括 4 -

巯甲基-基五-2-酮，即常说"猫腥"气味。

传统的中式肉制品如炖、卤、烧、烤、熏等工艺，加工温度大多为 95 ℃～100 ℃，且加工时间为 2～4 小时，工艺过程可以充分提取肉自身的风味物质，再辅以天然的香辛料，就能使肉制品呈现出很好的滋味。

西式肉制品的加工，受热温度大多偏低，不超过 90 ℃，且受热时间较短，所生成的香气就远不如传统肉制品的风味，既不突出，也不持续。其原因在于蛋白质分解产物（氨基酸）和糖类分解产物（单糖）的美拉德反应不充分，呈香物质生成得较少，使低温产品闻起来香气稍感不足。尤其是那些出品率高，各种辅料、添加剂相对用量多的灌肠类制品，更是需要添加香辛料和肉膏来保证香气、掩盖异味、形成产品的特色。

畜禽肉在受热过程中，主要是脂类物质降解产生风味，同时与氨、硫化氢、胺类、羰基化合物和低烃脂肪酸有关。

肉制品加热不可过熟，以免肉变得老硬干柴，需要长时间文火慢烹。这样，肉类经过熟成，能让软嫩度更上一层楼。肉类软嫩度和胶原蛋白有关，其纤维状结构极坚韧，如绳索般捻起，肌肉里里外外都有：每一条肌肉纤维周围，每一条肌肉束周围，以及每一块肌肉周围都是。

胶原蛋白是裹住肌肉的纤维状结构，肌肉的胶原蛋白含量越高，肉质越硬；反之，含量越低则越软嫩。不仅如此，肉的软硬度也和胶原蛋白的溶解度有关：微纤维和纤维之间的连接越多，胶原蛋白越不易在烹煮过程中溶解，因此肉类仍维持硬度。总之，硬邦邦的老肉怎么煮也不会变软嫩，炖几小时也一样。

不同的加热方式如蒸煮、烧烤、烟熏将决定着肉制品形成不同的主体风味，但不论进行怎样的方式和程度上的热处理，肉类中的风味前体物质均在发生着一系列变化，主要是糖、氨基酸或蛋白质、脂类物质的降解与合成，形成独特的香味物质。

肉制品中糖在加热时会产生焦糖化，生成刺激性的气味和焦糖、焙烤香味。焦糖香味是由糖加热脱水生成的麦芽酚、异麦芽酚及一些酮类的呈香物质所形成的混合气味；而糖热分解产生的醛类和酮类化合物则构成烧焦臭味和刺激性味道。

氨基酸和蛋白质受热分解，氨基酸进行脱氨、脱羧反应生成挥发性物质，如醇、醛、胺和硫化物等。

糖和氨基酸的混合物在加热时进行美拉德反应和施特雷克降解反应，产生吡嗪、噻吩、噻唑及一些含硫杂环化合物的各类风味化合物。

脂类物质在加热过程中首先发生氧化反应，生成过氧化物，然后过氧化物进一步分解成几百种香气阈值很低的挥发性香气物质，包括脂族烃、醛类、酮类、醇类、羟酸和脂，继而参与美拉德反应产生杂环挥发性化合物，使肉的风味更加和谐与浓郁。但同时，脂质氧化和脂肪酸败也会产生一些不良气味。

烟熏是指用未完全燃烧的燃料产生的烟气对食物进行加工的方法，既能延长肉制品的保质期，还能赋予肉制品特殊风味，自古以来就是肉制品加工的主要方法。烟熏所散发出来的气体和微粒混合物，由酚类、醇类、有机酸、羰基化合物和烃类等成分组成。酚类，具有抗氧化、抑菌防腐的作用，并有利于形成特殊的"熏香味"；醇类，作为挥发性物质的载体，对风味的形成并不起主要作用，但却具有一定的杀菌作用；有机酸，促进肉制品表面蛋白质凝固，有利于形成良好的外观，具有一定的防腐能力；羰基化合物，对烟熏色泽、风味和芳香味均具有重要影响。

美拉德反应：指食物含有的游离氨基的化合物、还原糖或羰基化合物，在常温或加热时发生反应的过程。这个过程，最终生成了棕色或棕黑色的大分子物质（类黑精或称拟黑素），除此之外，还生成还原酮、醛和杂环化合物，这些物质是食品色泽和风味形成的主要来源。如面包、烤肉、熏肉、烤鱼、咖啡、茶以及酱油、豆酱等调味品等食品在加工中运用了美拉德反应，所以食物会呈现金黄色至深褐色，同时产生浓郁的香味，大大增加了肉类的诱惑力。美拉德反应是食品工艺过程中非常重要的加工原理，已经广泛应用于食品烘焙、肉类加工、啤酒酿造和烟草烘焙。这是形成食品特色（颜色和芳香）的工艺保障。

这一食品学原理，由多位科学家持续研究提出。这个理论揭示了视觉、嗅觉和味觉细胞与神经中枢之间信息传递和中枢控制人体选择食物之间彼此互助互通互动的关系。

1912年，法国科学家美拉德（L. C. Maillard）发现氨基酸与糖一起加热时会发生一系列复杂的反应，反应过程中产生的成百上千种新分子可以为食品提供独特的色泽与气味。随后，他根据这一发现与本质研究发布了综述报告。

1953年，霍奇（J. E. Hodge）等人经总结归纳，把氨基化合物（如蛋白质、肽、胺、氨和氨基酸）和羰基化合物（如还原糖、脂质、醛、酮、多酚、抗坏血酸以及类固醇等）之间的一类复杂化学反应正式命名为美拉德反应（Maillard Reaction）或羰-氨反应（Amino-carbonyl Reaction）。因其最终产物主要是棕色的类黑素，且无须酶的参与，所以亦被称为类黑素反应（Melanoidin Reaction）或非酶褐变反应（Nonenzymatic Browning Reaction）。同年，霍奇提出了美拉德反应模拟体系及其反应历程框架，成为美拉德反应发展史中的一个重要里程碑。

1995 年，特雷斯尔（Tressl）等人进一步发展和修订了霍奇的理论。随后，霍奇等人对美拉德反应原理作了论述，提出了较完整的美拉德反应原理。

美拉德反应会使肉类产生令人垂涎的香味，然而目前美拉德反应的机理尚不完全清楚。现在的大厨们在如何将肉类变成美食的过程中，每天都在创造着美拉德反应。

在 20 世纪 70 年代，我毕业后被分配到肉联厂。不久就到熟食车间工作，所看到的加工工艺，令我感到既传统又神奇。传统是指加工操作的过程，神奇是肉类从生到熟的变化，这种变化看上去就像一场魔术表演。

在前一天下班前，工人师傅们忙着把乳猪胚擦上盐和调料，然后推进腌制间。第二天早上再进车间的时候，就会发现原来车间里淡淡的盐水、血液和乙醇混合在一起的气味早已经消失殆尽，取而代之的是烤肉的芳香。

此时我忽然意识到，昨晚工人们肯定在车间里进行了不能让外人知道的秘密活动，似乎有什么东西隐藏在车间那座庞大的不锈钢设备里。我拉开了设备的一扇门，顿时被从未见过的神奇景象迷住了：之前那松弛泛白的乳猪已经缩水一圈，颜色诱惑迷人，似乎被涂过一层光亮的棕红色油漆，又有点像普洱茶的汤色。摸起来还有些韧劲，并且富有弹性，已经熟了。虽然烤猪还没完全做好，我和同事已经都忍不住想要尝一口了。

昨晚到底发生了什么，竟然把一块毫无生气又松弛的猪肉变成如此色香味俱全、香喷喷的美食？不知道那些木炭和那些核桃壳、枣树枝，是怎样把那头根本不能引起食欲的白条乳猪，变成了让人垂涎三尺、迫不及待想咬上一口的美味呢？

昨晚，这里确实发生了一场重大的"生物革命"。既有化学变化，也有物理变化。由于缓慢加热、干燥，组织细胞向外挥发掉了肉质里的水分，从而改变了乳猪肉的质地，也让香味更加浓郁，还融化了大量皮下脂肪。有的脂肪变成油滴到炭火上，变成芳香族化合物，又回到肉上，为它穿上一层与众不同的美味外衣。因为在低温下长时间烤制，后背上的很多脂肪融入了肉中，这样就让肉的口感更温润，而且也让本身没有多少味道的肉更鲜美了。随着慢慢加热，肌肉纤维也发生了变化，其中的胶原蛋白被破坏，变成了凝胶，这让肉吃起来更嫩、更温润了。

从化学的角度来看，通过在火上慢慢烤制，一些简单的结构变得复杂了。这些独特的风味物质是从哪儿挥发来的？

师傅说，烟熏和加热肉中的蛋白质和脂肪，会使糖和氨基酸的简单结构中产生 3000～4000 种新的更复杂的化合物，通常都是芳香族化合物。这些还只是我们能叫得上名字的化合物，可能还有成百上千种成分是我们未知的。这样看来，烹饪先是破坏了食物原本的结构，然后重新建构起更复杂的分子结构。这种重新建构是在多个不同的化学反应作用下完成的。但是其中最重要的一个反应是美拉德反应。

正是有了美拉德反应，世界食品工业才越来越兴旺，炒咖啡豆、烤面包、啤酒、酱油和烤肉等才有了如此迷人的香味。仅仅是少量的氨基酸和糖，就可以转化成种类如此繁多的化合物。将蔗糖持续加热直到变成深棕色，这个过程会生成上百种化合物，它的味道不仅能让我们联想到焦糖，还有坚果、水果、酒精、绿叶、雪利酒和醋。这一反应是多么让人兴奋，更不用说给人类的感官带来愉悦了。

在加热和烟熏这两种加工工艺下，产生了纷繁的香气和口味。于是问题产生了，为什么我们就是喜欢这混合了各种香味的熟肉，而不喜欢味道单一的生肉呢？至今还有许多人不知道，我是看到迈克尔·波伦《烹：如何连接自然与文明》这本书之后才恍然大悟。

此书讲到的美国一位博士理查德·兰厄姆（Richard Wrangham），在牛津大学获得学士学位，在剑桥大学获得动物学博士学位，现为哈佛大学生物人类学教授。他从 1987 年开始在乌干达研究野生黑猩猩，对灵长类动物的生态学和营养需要非常了解。理查德·兰厄姆认为，这是进化让人类选择了混合着各种香味的熟食，从此让人们吃得更多、生育更多的后代。

食品科学作家哈罗德·麦吉（Harold McGee）在他 1990 年出版的《奇异烹调》书中提出一个有趣味的理论。他指出美拉德反应中生成的多数芳香族化合物和在植物界发现的味道极为相似，比如我们能想到的：坚果的、绿色蔬菜的、泥土的、鲜花的、水果的香味。肉类含有糖成分，经烤制变成焦糖，其中的挥发物会产生和成熟水果相似的化合物。这毫不奇怪，因为水果也含有糖分；奇怪的是，在烤肉中居然也能找到如此多由烟熏、烧烤带来的植物化学成分。

这种动物与植物的混合，生与熟的混合，看似一个非凡的
巧合。麦吉写道，也确实如此。这种特别的香味之所以能打动
我们，是因为人类在学会烹饪之前，总是围着可食的植物转悠，
每天都和这些气味打交道。在没有烹饪的时代，这些独特香味
成了超越物种的通用语言，植物与动物之间的重要交流途径。
在熟悉了植物的香气和味道之后，就能循着这些气息找到宜于
食用的食物，而远离不可食用的食物，因此人类对这些气味的
关注不无道理。

颜色的本质

　　肉类的颜色变化，与肉类品质和加工技术有着千丝万缕的
化学关系。

　　新鲜的肌肉（即瘦肉）呈现艳红色或粉红色，这是肉中含
有血红素的缘故。与肉中蛋白质的颜色有直接关系的被称为肌
红蛋白。肌肉中的肌红蛋白越多，红色就越深。肉在保存期间，
肌红蛋白会氧化转为褐色，因此肉的红色也越来越深。不过肉
色也和不同部位的肌肉有关，如侧腹牛肉的肌红蛋白含量较高，
因此肉色较腰部的肉色深。

　　蛋白质受热时会变性，肌红蛋白也不例外，颜色先变灰再
转为褐色。这就是为什么美味的烤肉切片时，全熟的外表是深
褐色，熟度中等的部分为灰色，最生的部分则是红色。牛肉肉
色较小牛和猪肉鲜红，因为其肌红蛋白含量较高（并非肉里含
有较多血）。

　　红肉之所以呈红色，是因为其中富含铁元素。红肉中的铁

元素、左旋肉碱含量是所有肉类食物之最，以牛、羊肉的含量最高，人体的吸收率也最高。

血红素与氧结合的过程是一个非常神奇的过程，会导致动物胴体和内脏外观颜色发生褐变或绿色。所谓"腐肉"，是指动物死亡后，由于氧化、气温过高而引起肉类发酵，以及由于微生物污染，或肉类温度发散不良，使肌肉组织中酶活性增强，从而促使蛋白质加速分解，释放含硫化合物，这些产物与还原型的肌红蛋白或血红蛋白发生化合，就会形成含硫的血红蛋白；当血红素被氧化成为血绿素时，肉类就会变成绿色。这是细菌在适宜的条件下，使肉类蛋白质氨基酸被氧化分解产生硫化氢。硫化氢中的硫可直接在血红素上而成为胆绿素的类似物质，而使肉类呈现绿色。以上反应均属生物化学范畴，自然同时会散发出不同程度的臭味。

不能不说，肉类发生色变的原因非常复杂。比如牛饲料中铜离子可能会残留在牛体内，以至于肉类可能发出绿光。肉类中含有丰富的微量元素，包括蛋白质、锌、铜等，其中含量最多的是"铁"，这些物质很容易沉淀在牛体下半部位，如腿肉、牛腱等可能呈现金黄色或金绿色，有时候会因角度不同而呈反光。另外，贮藏不当也会引起肉类变色。如肉类放入冰箱之后，由于存放时间过长，肉质不新鲜；大块肉未经切割，整块放入，表面虽然冻结了，但里面温度仍然较高，细菌可能持续繁殖，逐渐改变了营养成分，进而发生变色。目前，还没有一个确切的说法能够确定肉类变成绿色的真正原因。

蛋白质与小分子

肉类食物是人类获取蛋白质的主要来源，蛋白质是生长发育、修补身体组织不可缺少的营养素。一般来说，蛋白质约占人体全部质量的18％，最重要的是蛋白质与生命现象有着密切的关系。蛋白质是生命的物质基础，是有机大分子，是构成细胞的基本有机物，是生命活动的主要承担者。没有蛋白质就没有生命。

合理的膳食中，动物性蛋白质占蛋白质总量的25％～30％。肉类蛋白符合人体营养要求，能弥补粮谷类蛋白质的缺陷。肉类蛋白质的氨基酸含量及比值与人体构成较为接近，易于机体消化吸收，属于人体利用率高的优质蛋白，又被称为完全蛋白质。人体组织细胞需要蛋白质的种类有很多，其性质和功能各异，但都是由20多种氨基酸按不同比例组合形成，并在体内不断进行代谢与更新。不同种类的肉其蛋白质的含量也有差异，如牛小排约含13％的蛋白质（脂肪较多），而去壳虾仁中的蛋白质则高达94％，但大多数肉类食品的蛋白质含量都在10％～20％。

从实际情况看，蛋白质被分解成单一的氨基酸，然后被人体吸收，合成组织蛋白，因此，蛋白质的营养也可以理解为是氨基酸的营养，蛋白质营养取决于氨基酸的组成。氨基酸主要被分为必需氨基酸、条件必需氨基酸和非必需氨基酸。

必需氨基酸指人体（或其他脊椎动物）不能合成或合成速度远不适应机体的需要，必须由食物蛋白供给的一类氨基酸。

蛋白质所含必需氨基酸的量及其比例是影响蛋白质利用率的重要因素，成人必需氨基酸的需要量为蛋白质需要量的 20％～37％。成人有 8 种必需氨基酸，但在儿童时期有 9 种，须加上组氨酸，对儿童成长发育具有重要作用。

（1）苯丙氨酸：苯丙氨酸具有能减轻饥饿感，增强记忆力、提高思维灵敏度，振奋精神、消除抑郁情绪等功效。主要来源于全麦面包、蛋糕、米粉、面条、大豆及豆制品、白干酪、牛奶、杏仁、花生、南瓜和芝麻等。（2）甲硫氨酸（蛋氨酸）：蛋氨酸是一种很强的抗氧化剂，能够促进脂肪分解，清除人体内的铅、汞、锡等有害物质，可用于防治脂肪肝、动脉硬化、心血管疾病、肾脏疾病、重症肌无力、风湿热、妊娠尿毒症等疾病。主要来源于黄豆、黑豆、青豆、鸡蛋、鸭蛋、鱼肉、猪肉、牛肉、大蒜、番茄和洋葱等。（3）赖氨酸：肉类蛋白含有各类食物中含量较少的赖氨酸，因此，肉类食品宜和各类食物搭配食用。赖氨酸能够防治单纯性疱疹感染（如热病疱疹、口唇疱疹）、提高人的注意力、促进儿童身体的生长发育。主要来源于鱼肉、牛奶、酸奶酪、啤酒酵母、蛋类和豆制品等。（4）苏氨酸：苏氨酸能够促进人体对蛋白质的吸收利用、防止脂肪在肝脏中积累、促进人体内抗体的生成、增强人体免疫系统功能。主要来源于动物的肝脏、脑髓，肉类、蛋类、蘑菇类等。（5）色氨酸：色氨酸能够促进睡眠、减轻人体对疼痛的敏感性、缓解紧张焦虑的情绪。主要来源于糙米、大米、玉米、小米、牛肉、羊肉、鱼类、牛奶、羊奶、香蕉和苹果等。（6）亮氨酸：亮氨酸具有促进睡眠、降低人体对疼痛的敏感性、缓解紧张焦躁的情绪、防止身体功能失调和预防中毒等。主要来源于白干酪、牛奶、羊肉、兔肉、鱼肉、火鸡肉、香蕉、花生、玉米和豆制品等。(7)异亮氨酸：异亮氨酸是人血红蛋白形成所必需的成分，能够调节人体血糖（主要是提高血糖水平）、提高能量水平、提高人体体能、修复破损的肌肉组织、辅助治疗肝衰竭、促进生长素分泌。主要来源于动物的肝脏、鸡蛋、鸭蛋、黄豆、黑豆、玉米、黑米、糙米、杏仁、花生、小麦、鱼肉和各种奶制品等。(8)缬氨酸：缬氨酸的功效、适宜人群与异亮氨酸基本相同。主要来源于玉米、花生、黄豆、黑豆和鱼肉等。(9)组氨酸：组氨酸是α-氨基酸，被认为是儿童成长阶段的必需氨基酸。当成年之后，人体可以自己合成组氨酸，对生理而言就没有那么重要了。常见的食物中以禽肉含有的组氨酸为最高，但不同物种和部位肉类的组氨酸含量却差别很大。

精氨酸和组氨酸虽能够被人体合成，但通常不能满足正常的生理需要，因此，又被称为半必需氨基酸或条件必需氨基酸。半必需氨基酸的来源主要是肉类，比如胱氨酸来源于各种肉食、蛋类、豆类、坚果、海产品，牛肉、鸡胸肉、鱼肉、牡蛎中胱氨酸含量丰富。酪氨酸来源于动植物食物中，牛奶和酸奶酪以及起司中酪氨酸含量很丰富。精氨酸来源于牛奶、奶酪、鸡蛋、鸡胸肉、牛肉、海鱼、虾、牡蛎、花生、核桃。

非必需氨基酸指人体需要，但能够在体内合成，不需要从食物中获得的氨基酸。例如甘氨酸、丙氨酸等氨基酸。甘氨酸来源于肉类、鸡蛋、奶制品、鱼、虾、贝、豆类。

综上不难看出，肉类是氨基酸含量最丰富的食物，地球上，没有哪一种食物的营养成分，比肉类的营养成分更能满足人体细胞的生理需求。

没有肉吃，谈何营养

怎样评价肉类的营养价值？简单说，从人体的胚胎开始，到发育成长的各个阶段，肉类可以提供通常所说的六大食物营养素，即水、蛋白质、脂肪、碳水化合物、矿物质和维生素。除此之外，肉类还能提供其他食物不能供给身体营养的活性因子。除上述提到的蛋白质外，肉类还为人类提供了丰富的其他营养素，如脂肪、维生素、矿物质等。

肉类食物中脂肪的含量是各类食物中最多的。一般来说，白肉（鸡肉、鱼类、海产品等）的脂肪比较少，如鲈鱼的脂肪比例仅为 1.2%；红肉如猪肉、牛肉、羊肉的脂肪含量较多，猪肉中脂肪含量可达 50%，较瘦的牛腱都含有 29.3% 的脂肪。肉类脂肪组成以饱和脂肪酸为主，多数是硬脂酸、软脂酸、油酸及少量其他脂肪酸。其次，肉类中还包括人体必不可少的少量不饱和脂肪酸。人体不饱和脂肪酸无法由自己合成，必须由食物供给。不饱和脂肪酸又被称为"必需脂肪酸"或"美容酸"，它能使人体皮肤光滑润泽，头发乌黑发亮，神采更加焕发。脂肪的摄入对人体也是必不可少的，脂肪对维持人体正常生理代谢有十分重要的作用，它能为人体供给和储存热能。此外，脂肪是器官、关节和神经组织的隔离层，能够避免各组织间互相产生机械摩擦，对重要的器官起保护和固定作用。脂肪不宜导热，可以防止热量散失，对保持人体正常体温也有重要作用。脂肪还能为人体提供必需脂肪酸、促进脂溶性维生素的吸收以及提高人们的饱腹感。更重要的是，脂肪的味道和口感让肉类充满了诱惑,大脑中特定的对脂肪敏感的神经元会对我们食入的脂肪产生反应,令人产生愉快的体验。

提到脂肪,就不得不提到胆固醇了,脂肪与胆固醇的代谢有密切的关系。胆固醇的作用一直存在着争议,人们常说胆固醇是心血管疾病,特别是冠心病的罪魁祸首,所以对其敬而远之。但从生理上来说,人体是不能没有胆固醇的,我们应当以正确的态度来对待胆固醇。

胆固醇是一种类脂质,生物体内除油脂以外,还有许多类似油脂的物质,称为类脂质。这些类脂质在细胞的生命功能上起着重要的作用。人体很多部位都有胆固醇的存在,人体内的胆固醇约有1/4都存在于脑和神经细胞中,实际上,胆固醇是所有体细胞的组成成分,不光存在于脂肪之中。胆固醇是体内合成类固醇激素的原料,尤其是合成性激素的原料,如果没有胆固醇,性激素就无法合成。它还是合成维生素 D_3 的原料,维生素 D_3 能促进人体骨骼的正常发育,防止儿童佝偻病的发生。胆固醇还是合成胆汁酸的原料,胆汁酸在脂肪的消化吸收方面起着重要作用,若缺乏胆汁酸,脂肪的吸收将会发生障碍。所以说,胆固醇是人体内不可缺少的化合物,既作为细胞生物膜的构成成分,又是类固醇类激素、胆汁酸及维生素 D 的前体物质。因此对于人体组织来说,保证胆固醇的供给,维持其代谢平衡是十分重要的。

胆固醇的来源有两个方面:(1)从膳食摄入。许多动物性食物中含有胆固醇,某些器官内胆固醇的含量还相当高,如动物的大脑、肾脏、肝脏、肺,脂肪、蛋黄、蟹黄等。一般每人每天从膳食中吸收500～800毫克的胆固醇。(2)由自身合成。

人体内，胆固醇的合成基本上是在肝脏中进行的，合成胆固醇的原料是乙酰辅酶 A，它由糖、脂肪、蛋白质分解代谢产生，合成后的胆固醇贮存在胆囊中。胆固醇的合成数量是由人体的反馈作用调节的，这种调节使外源性摄入量与自我合成量相互补充，胆固醇的摄入量高时，合成量就低，而摄入量低时，合成量就高，使血液中的胆固醇处于平衡状态。但为什么会出现血液内的高胆固醇浓度现象呢？这可能是由于各种病因或代谢紊乱打破了这种平衡。

如果单纯从食物消化吸收的角度来说，全蛋白、脂肪和糖分（淀粉）等成分，既可从动物性食物中获得，也可以从植物性食物中获得。那么，在古人类漫长的进化演绎中，肉类食物就完全有可能被植物性食物（如豆科）所替代。在这个地球上，人类需要的营养素，几乎完全可以由植物性食物来供给，不过有一种营养素却无法从植物性食物中获得，因为植物中根本就不存在这种成分，所以，只能从动物性食物（即肉类组织）中获得，这种成分就是胆固醇。

胆固醇过多对人体是有严重危害的，其过量时便会导致高胆固醇血症，对机体产生不利的影响。现代研究已发现，动脉粥样硬化、静脉血栓形成和胆石症与高胆固醇血症有密切的相关性。如果是单纯的胆固醇高，则通过饮食可以调节，如果还伴有高血压则最好在监测血压的情况下进行调节。高胆固醇血症是导致动脉粥样硬化的一个很重要的原因，若发生在大脑血管，还可能引起脑血栓等疾病。由此可见，对待胆固醇这种利弊兼备的物质，在食用时应当适量为宜，但不必望而生畏。

维生素也是肉类中所含有的一类营养物质。肉类食物中含有丰富的维生素，且种类齐全。吃肉是可以补充维生素的。肉类中含有大量 B 族维生素，如维生素 B_1、维生素 B_2 和维生素 PP 等，尤其是在动物内脏中，维生素含量更多，内脏中又以肝脏中维生素的含量最多，如维生素 A、维生素 D 和 B 族维生素，肝脏是贫血、体弱者的理想食品。维生素是维持和调节人体生理功能的重要物质，少了任何一种维生素，人体就会有产生疾病的危险。

肉类食物中矿物质含量较高，为 $0.6\% \sim 1.1\%$，且种类较全。肉类中矿物质的含量与肉的种类和成熟度有关。深红色肉，如牛肉、羊肉等有丰富的铁质。铁在肉类中主要以血红素铁（肌红蛋白）的形式存在，消化吸收率较高，不易受食物中其他成分的干扰，利用率远高于素食中的铁。肉类也是磷和钾的良好来源，肌肉中所含的铁和铜较肝脏少。其他矿物质如钙、镁、硫等，也都存在于肉类中。

此外，肉类食物中还含有少量碳水化合物，主要以糖原的形式存在，其含量与动物的营养与健壮情况有关。除了以上所提到的营养素外，肉类中还存在着一些营养因子，如牛磺酸、共轭脂肪酸、谷胱甘肽、肉碱等，这些营养因子对人体具有重要的意义。经检测，动物性食物（各种肉类）中的胆固醇、牛磺酸、共轭脂肪酸、谷胱甘肽、肉碱等成分含量，远远高于植物性食物（各种蔬菜和水果）含量。可见，针对不同的消费者，通过适量吃肉补充胆固醇、牛磺酸、共轭脂肪酸、谷胱甘肽和肉碱等活性因子，非常有助于身体健康。

吃肉有理

在中国养生健康领域里，活跃着一位与众不同的专家，他是养生经济学家、著名减肥专家和健康科普作家，他组织发起一次又一次营养革命，坚持"吃肉有理"，他就是西木博士（原名：栗树和）。

西木博士 1961 年出生于陕北榆林地区，因父母及自身健康的原因，早年在国内研习医学和数学。1994 年在美国明尼苏达大学取得经济学博士学位，师从三位诺贝尔奖得主，其中波兰的奥尼德·赫维茨（Leonid Hurwicz, 1917—2008 年）教授是迄今诺贝尔奖得主中年纪最长的科学家。

西木博士长期以来，致力于研究和宣传饮食人类学、细胞营养学、代谢综合征和健康管理。传播露卡素有机生活这一"从营养革命开始全面健康管理革命"的健康减肥方式；现已帮助无数人靠自己的力量找到健康、自信、美丽与幸福，真正实现了把握健康在自己手中。

西木博士还是一位多产的科普作家，他于 2006 年与金玮教授创作《营养革命：从维生素到露卡素》，成为当年《健康时报》重点推荐读物，居当当网医学（保健）畅销书榜首，出版半年之内重印六次。

2008 年出版《营养革命Ⅱ：露卡素有机生活》《西木博士的营养革命》和《健康是喝出来的》。

2009 年出版《饮食有方　享受健康》。

2010 年出版《糖尿病饮食革命》《西木博士减肥革命》，后者成为当年《新京报》生活类畅销书。

2006—2008 年在人民网健康频道两次接受专访，并且单独开设"西木营养革命"专辑。

2009 年在山东电视台受邀主讲《健康减肥计划》，被评为生活类获奖节目。

2010 年在湖南卫视《百科全说》主讲低碳减肥、营养烹调和健康生活，引领千万人绿色低碳、健康减肥和有机生活。

西木博士的理论与众不同，具有独到的见解，尤其在吃肉的逻辑方面，可说是逆风飞扬，给广大读者留下深刻的印象，揭示了鲜为人知的道理。

西木、杜国强和施南峰在《从治疗到自愈 从人类进化史洞察健康之道》（简称《从治疗到自愈》）一书中指出："养生并不能简单地模仿，像我本人吃生牛肉，完全没有不好的感受，但有的人还没有开始吃，就产生了严重的呕吐反应。还比如我自己可以一顿饭吃 5～10 个鸡蛋，但并不主张肌肉占比还不大或者运动量不大的人（特别是力量训练不大的人）一顿吃那么多鸡蛋，因为这些人的身体对蛋白质的补充需求还没那么大，会导致肾脏的排泄负担加重。"作者以亲身经历，通过探索和实践，创立了"自然养生法"，调理好了自己的身体，并开始帮助更多人恢复正常体重，提高免疫力，增强体质，祛除疾病。

西木博士是一位传统养生的传承者和叛逆者，也是科学与养生的探索者和创新者。《从治疗到自愈》出版不是否定医学的作用，而是希望大家能从实际出发，理性地看待医疗，不要盲目依赖和过度期望。从人类进化史的角度倡导并科学分析了生酮饮食、原始饮食、无麸质饮食等健康理念，引用了世界多位著名科学家的研究成果，对于医学上的僵化与误区给予了实事求是的批判。

合理的搭配

不少人由于缺乏营养学的知识，而形成自己的概念：有人认为，我吃得很好，营养应该没问题。有人说，我吃得很多，营养肯定也没问题。有的人强调，我吃得很精，营养绝对没问题。其实，这些都不过是一种错觉。所谓好、多、精，是一个很含糊的概念。到底好到什么程度？多的是一些什么食物？精的是哪一端？统统都不得而知。

不可忽视的是食物营养的复杂性，是食物成分相互匹配所发生的叠加效应。据现代医学分析，肉类的营养主要是含有丰富的优质蛋白质，上菜市场买肉，实际就是买蛋白质。

食物有碱性食物、酸性食物和中性食物之分。食物的酸碱度，取决于这种食物中的矿物质种类以及含量。人体必需的矿物质有钙、钾、铁、钠、镁、氯、磷、硫等，还有微量元素。含有钾、钠、钙、镁、铁等元素食物，摄食到体内后，在体内转化呈碱性。这一类的食物有萝卜、白菜、茶叶、洋葱、黄瓜、苹果、西瓜、葡萄干和黑芝麻等，都是属碱性食物。值得注意的是，牛奶是一种弱碱性食物。而那些含有较多的非金属元素如磷、硫、氯等的食物，经摄食到体内后，生成带有阴离子的酸根，在体内转化呈酸性。这一类的食物有猪肉、牛肉、鸡肉、鸭肉、蛋类、鲤鱼、牡蛎、虾，以及面粉、大米、玉米、花生、大麦和啤酒等。人类几乎每天都在摄入这些食物。

食物的酸性和碱性，不论这个理论是否成立，食物为人体提供了营养素是客观存在的。不能说哪一类食物好、哪一类食物坏。既然食物有酸性和碱性之分，那么必然也有中性。属于中性的食物有：植物油、盐和咖啡。这个概念显然与中医学理论不同，但却有异曲同工之妙。

据中医学的理论，食物蛋白质具有阴、阳属性。食物性寒、凉的肉类，如猪髓、兔子、螺蛳、蟹、蛏、蛤蜊、田螺、鳢鱼、猪皮等属阴性蛋白质食物。食物性温的肉类，如狗肉、羊肉、鹿肉、鸡肉、雀、海参、鲍、虾、蚶、带鱼、鲢鱼、鳙鱼、鲩鱼、鳝鱼、火腿、猪肚、猪肝等均属阳性蛋白质食物。食物性平的肉类，如猪肉、牛肉、驴肉、鹅肉、鹌鹑、鸽肉、海蜇、乌贼、石首鱼、银鱼、鲳鱼、鲫鱼、鲤鱼、鲥鱼、鳗鱼、青鱼、鳜鱼、甲鱼、龟、泥鳅、猪心、猪肾和猪肺等属中性蛋白质食物。可见，虽然都是蛋白质，但是吃下去对身体影响却可能完全不一样。阴阳两性蛋白质食得过多，就会产生不平衡，所以日常生活中需要根据自己身体的状况，来补充蛋白质。人与人的需要不一样，如果不注重食物蛋白质的属性，即使摄入了足够蛋白质，对身体健康也可能极为不利。

人到40岁后应该多吃中性蛋白质。例如猪肉及其内脏是中性，就应多吃。但有些内脏蛋白质更重要的是起到调节阴性和阳性蛋白质平衡的作用。所以每天能保证中性蛋白质的充足，是保证阴阳平衡的关键。

为什么天天都吃羊肉、牛肉、鱼肉这么多肉类，还会出现蛋白质不足呢？这就是由于营养均衡上出现阴与阳不平衡。请回顾一下"木桶理论"，就容易理解了。

如果每一片木板代表构成蛋白质的一种氨基酸，一个人每天必须要保证补充这 8 种必需氨基酸，只要这 8 种氨基酸都均衡了，就相当于蛋白质平衡了。但是如果有其中一块"木板"少了或者短了，那么蛋白质就不平衡，或者是合成的人体必需蛋白质就不够。所以偏吃红肉或白肉都会令另一块"木板"短缺，不但造成营养不良，还会因另一种营养成分过多堆积造成现代的许多疾病。所以营养饮食最关键的也是要均衡饮食。

营养，是一种平衡的艺术。这种平衡包括食物的酸碱平衡，摄入和消耗的平衡，甚至还有天然和加工的平衡，个人欲望和健康的平衡等。健康管理需要从实际操作开始，不应该是一件高深的事情，本来生活就需要简单，吃好、健康和快乐即可。

无肉不欢

不论男人还是女人，需要学会下厨，才能享受到做菜的快乐，成为家庭生活的实力派。学会下厨，必须先学会烧肉。

回家吃饭是生活中最幸福的事情。还没有到家门口，就闻到一股从厨房飘逸而来的香味，会有手足绵软的感觉。糖醋排骨、鱼香肉丝、木须肉……还有红烧肉，能让家庭成员顿时兴奋起来。

中国人爱吃肉，无肉不成筵席。不论家庭还是餐饮行业，每一道菜从选材、清洗、加工到具体烹饪，每一步操作都到位娴熟，这是一种令人愉悦的享受。

20 世纪 60 年代，父亲是家里的顶梁柱，一年到头只顾上班，从年头忙到年尾，很少下厨，都是由母亲把饭菜端上桌。

但是到年尾的"年夜饭"，必须是由父亲下厨做上可口的"年夜饭"。此时此刻，"无肉不欢"已经成为弟弟妹妹的期待，那是一段最开心的日子。父亲下厨非常认真，每一道菜从原材料清洗加工到具体烹饪，都有板有眼。有时他也让子女打下手，早点尝试烹饪带来的快乐，以及学会解决厨房里时常遇到的问题。

无肉不欢的场景，不知道有多少空间和多少组合。不同国家的厨师、作家和美食家不知道创作了或发表过多少吃肉的作品。牛肉、猪肉、羊肉、鸡肉，甚至昆虫都是人们食物中不能缺少的一部分，从打卤面到意大利美食，从肉夹馍到汉堡，从烤肉到烤肉串，从香肠到火腿……所有这一切都是人类吃肉史上最经典的标识。

中国无肉不欢的场景遍及史料。每当《好汉歌》响起："大河向东流啊，天上的星星参北斗啊"，人们自然就会想到水泊梁山。凡读过《水浒传》者不难发现，全书描述好汉吃肉的场景多达 134 处，而且多是牛肉。牛肉上桌 48 次，但是，猪肉上桌却不超过 10 次。可能有人会问，为什么梁山好汉喜欢吃牛肉，而不怎么吃猪肉呢？原因也许有三个：（1）当时的猪肉普遍有股骚味。其实早在东汉时期，中国南方已经流行阉猪，还要感谢华佗后人把这一手艺代代相传。阉猪，又称劁（qiāo）猪。早在商代就有记载，《易经》曰"豮豕之牙吉"，意思是说经过阉割的猪，性格就变得温驯，虽有犀利的牙，也不足为害。《礼记》载"豕曰刚鬣，豚曰腯肥"，意思是说未经阉割的猪，皮厚毛粗，叫"豕"；阉割过的猪，长得膘满臀肥，叫"豚"。此法能去除肉质骚味，也许北宋时的山东，那时阉割技术还没有普及。据说明太祖定都金陵，一年除夕前微服出巡来到一家没有贴春联的农家，得知主人家是劁猪的，既不识字，也不会写，年前事忙，尚未请人代笔。朱元璋听后，即叫人取来文房四宝，欣然挥毫："双手劈开生死路，一刀割断是非根。"这副春联道出了阉割的本意。（2）自春秋以来，牛肉一直都是朝廷和政府规定的禁食品，汉朝规定随意宰杀耕牛会被判刑；北宋《宋刑统》规定："诸故杀官私牛者，徒一年半。"劳苦大众根本吃不到牛肉，也不敢吃牛肉。梁山好汉之所以能大口吃牛肉，不过是施耐庵通过梁山好汉吃牛肉来表达对当时政府的强烈不满和反抗决心。（3）自古肉食很珍贵，人们非常重视肉类的储存。凡一时吃不完的肉类都会及时储存起来，以便后续食用。相比较而言，牛肉比其他肉类更容易储存。在古代，由于食物紧缺，饿死人是常有之事。因此，在食物加工制作过程中，人们首先考虑的不是美味，而是千方百计延长肉类的储存时间，如盐渍、干制、熏制等都可以使肉类储存时间延长。当然，水泊梁山的经济状况也不容许肆意浪费食物。

《水浒传》之所以拥有众多粉丝，这跟施耐庵写作技巧与细节处理大有关系。通过作者对梁山好汉偏爱牛肉、冷落猪肉这一细节描述，可看出梁山好汉反对朝廷的信念。

与梁山好汉偏爱牛肉相反，大诗人苏东坡，我国著名的政治家、文学家、书法家、画家，他对猪肉的喜爱可谓溢于言表。他在《答毕仲举书》中，将朋友陈襄在佛学方面的造诣比作龙肉，将自己平生所学比作猪肉，写道："猪之与龙，则有间矣，然公终日说龙肉，不如仆之食猪肉实美而真饱也。"通俗来说，就是猪与龙当然不同，但整天说龙肉，不如我吃猪肉，既美味又管饱。东坡爱猪肉的程度究竟如何？在北宋的政治斗争中，他于元丰三年（1080年）被贬黄州，这是其一生中最为困难的时期，苏东坡在忧患人生中，虽身处逆境，但他仍保持豁达率真的性格，并不悲伤苦闷，生活充满情趣，曾戏作《食猪肉》诗："黄州好猪肉，价贱等粪土。富者不肯吃，贫者不解煮。慢著火，少著水，火候足时它自美。每日起来打一碗，饱得自家君莫管。"从诗中可知黄州养猪多，肉价便宜；还看出苏轼很讲究食品制作法，他总结的"慢著火，少著火，火候足时它自美"成为烧肉的十三字诗诀。后来他任杭州知府时，又选用金华猪五花肉为原料，以绍兴酒代水，放在密封的砂锅内，用文火烧焖，再以酱油、葱、姜等为佐料，成为名噪一时的"东坡肉"，这种食品皮酥肉烂，风味独特，颇受人们青睐，成为流传至今的一道名菜。

记得还没上学的时候，曾经听父亲讲述民国时期一个普通人家的旧事。一户穷得叮当响的人家，夫妇俩共穿一条裤子。谁出门，谁就穿。出门打扮的时候，女人常用红纸颜红脸蛋，并涂抹均匀自然。男人会用早就挂在窗框上已晾出油的肉皮，往嘴唇和头发上抹几下，彰显出红润、光泽、亮眼和精气神，就像刚刚吃过大鱼大肉一样。走亲戚、交朋友、拜码头都少不了这副打扮。可见，吃肉的价值，不仅体现在营养上，还体现在社交、身份和地位上，是社会政治与经济状况的晴雨表。"朱门酒肉臭，路有冻死骨"和"无肉不欢"，都深刻而又真实地记录了社会上一段又一段吃肉的辛酸事儿，从不同侧面反映了人类对吃肉的渴望。

无肉不欢，这个描绘，最初不是来自于中国，而是源于美国。如今，不论走到世界任何的地方，无肉不欢，都是真实的写照。把酒杯一端，既有释怀出一种热情的奔放，也暗藏着一种无所顾忌的宣泄。这种疯狂吃肉的场景，潮起潮落，从美国17世纪中叶一直延续到21世纪。从人类文化与文明发展史的角度来看，无肉不欢不仅是一种蛮荒的冲动，还是一种肉体感官上的习惯。

美国的莫林·奥格尔（Maureen Ogle）写了一本书《你不知道的美国食肉史》，由南京农业大学周光宏教授及其团队翻译。此书最大的亮点，就是从书中可知，当无肉不欢过后，作为人类这个大家庭的成员还应该去理智思考一些什么问题。

吃肉不仅是个体的生活行为，还是社会各种组织的经济行为，相互竞争，推波助澜，及精彩纷呈的商业演绎。莫林·奥格尔阐述了由于食肉而造就了美国。美国食肉发展史，也是最原始的美国创业史。白手起家的商业巨头，脚踏实地的农民，慷慨激昂的社会活动家，把美国人民塑造成有史以来最伟大的肉类食客和肉类运营商。

17世纪，当欧洲定居者抵达北美大陆之际，就着手把这片土地改造成食肉者的天堂。一片非同凡响的富庶大地，密布的鸟群荫翳蔽日，河流溪水里鱼群密布，海边的螃蟹和海龟成群，森林里的鹿、熊和其他野生动物随处可见。最重要的是，这里有延绵不绝、上百万英亩的广袤陆地，要穷尽几代人之力才能丈量和测绘成图。在殖民者所面对的所有文化冲突当中，这可能是那个时代最为震撼他们心灵的事情。那时候，衡量家庭财富已经不用钱，而是用地产，尤其是土地。广阔的土地使得殖民者得以发展以肉食为中心的饮食结构，其发展规模是"旧世界"无法想象、无法实现的。

早在北美殖民地历经革命、建立美国前，美国人民食肉规模之大，令欧洲大陆的人们无法想象、无法实现。想当初，欧洲人平均每周能吃一次肉就算幸运至极了，而在美国，即便是一个贫困的美国人，每年也消费大约 200 磅的肉食。

1876 年，当美国人民庆祝独立百年之际，已经建成了从东海岸遍布到西海岸的肉食生产基础设施。早在北美生活过的人，他们曾经设陷阱或圈套，诱捕与狩猎鹿、松鼠、龙虾、鸽子和野鸡，享用盛宴，并追逐更多的猎物。

而受过文明教化过的人只吃文明的食物：牛肉、羊肉和猪肉。文明人不仅实施对土地的统治，还包括对动物，尤其是牛、羊、猪。对于定居北美的男男女女，一个没有家畜的世界，就像没有上帝的世界那样怪异和危险，不知道会将这伙饮食男女引向何地。曾经有一位编年史的老人写道：那些尚未开化的"野蛮人"像狐狸和野兽一样在草地上奔跑，不开垦土地，也不圈养牛群。欧洲人穿越半个地球来到这里，可不是为过成他们这个样子。为了吃肉，于是开始探讨养殖发展的模式。

过去了 200 年，到了 19 世纪 40 年代，美国辛辛那提成为猪肉生产中心，获得"猪肉大都会"的美誉。城市街道边屠宰场林立，人们把猪赶进围栏后捆绑结实，屠夫走到猪的背后用金属大锤猛击猪头。其他工人把猪的胴体倒入沸水池子中浸泡，以方便烬鬃毛。另一组工人砍下猪头，取出内脏，扔进盆里，把剩下的部分挂在铁钩上以分割成火腿肉、培根肉和肋排肉。1840 年，这里肉制品总产值高达 3600 万英镑。在南北战争前夕，"猪肉大都会"的肉类加工体系和美国人惊人的食肉好胃口已经闻名世界。一位作家沉思道："在美国人的习惯中，唯有奢侈放纵的肉食消费，对外国观察家的震撼最大。或许，我们的的确确应该被称为'无肉不欢'的食肉族。"

莫林·奥格尔描述了 19 世纪的都市肉食加工厂，及 20 世纪后期超级高效率的肉类联合加工厂。从斯威夫特（Swift）、阿尔莫（Armour）这些百余年前的企业战将，到泰森（Tyson）、嘉吉（Cargill）和康尼格拉（Conagra）这些当代的业界领袖。从 19 世纪 80 年代养牛产业的"滚滚财运"，到 20 世纪 90 年代的饲养场，从农业综合企业到如今"本地化"的肉食供应商及有机成品菜。可以看到，美国人民的肉食市场需求非常强劲，成就了城市景观、中西部草原与西部牧场，美国肉食生产体系已经成为美国人民引以为傲的亮点与颇具争议的焦点。

1841 年，一位美国人有感而发："我们真的可以被称为无肉不欢的食肉族群。"这个说法已经过去 180 多年，可见美国人食肉经历过一段多么疯狂的历史。

凡是"吃货"，不论国籍也不论职业，只要有机会就会抓住食用美食的机会，并记录自己的切身感受。

奥地利有一位机械工程师，他叫康拉德·佩恩斯蒂奇（Konrad Pernstich），长期任职于德国西门子集团。他在数十年的职业生涯中，曾被派驻许多国家，其中在巴西、印度尼西亚与印度这三个胡椒产地国一共工作了 17 年。他喜欢在闲暇之余，学习与研究客居国家的历史与美食文化。他经常"为着一袋胡椒，毫不踌躇地丢弃其他的一切"。这是为什么呢？因为，胡椒的魅力已经势不可挡，胡椒无愧于"香料之王"的称号，它是肉类食物烹制必不可少的调味品。

　　在人类早期文化中，辛辣的胡椒不仅是美食的调味品，还是敬拜神明的祭品和医疗药品；胡椒的珍贵令其价格一度与黄金相当，对胡椒的渴望促使人们远航，探索新的大陆甚至发动战争，胡椒的身世中充满跌宕起伏的冒险传奇。而被称为"胡椒"的香料其实不止一种，不同的胡椒属植物有着各不相同的形貌、香气和特性，它们能在不同的场合与餐食中发挥意想不到的功效。这位奥地利机械工程师，以自己的亲身经历和他的妻子共著《香料之王》一书，从胡椒身世和传说讲起，继而带领读者实地认识"胡椒"家族的各位成员，最后再以美味的胡椒大餐（囊括荤素主菜、小吃、酱汁，甚至还有甜点与饮料）为这趟馨香之旅画上句号。

第三章

细胞代谢的呼叫

　　细胞，是生命活动的基本单元。人体需要的各种营养素均由食物提供，经消化系统消化吸收进入血液，然后经细胞膜渗入到细胞内参与各种生命活动。生命是细胞吐故纳新、更新换代的自然表现。当细胞活动终止了，生命也就结束了。每日膳食的营养均衡，就是维护人体的酸碱平衡，满足细胞功能和更新换代的需要。每日的膳食营养由多种食物搭配，特别需要肉类食物分子填补其他食物没有的成分。

食物的营养，没有绝对的完美。从食物的角度来说，营养来自多种食物，单一的食物不可能满足人体需求，需要多种类食物的合理搭配，保证每天膳食营养摄入与人体细胞生理需求的平衡。

新陈代谢的过程就是吐故纳新，纳新是吸收食物营养，保持与营养需求平衡，不多不少。吐故是排出生理代谢产生的废物。吐故纳新，由年龄和健康状况的需求来决定，包括食物种类和数量。

如果吐故纳新不平衡、不顺利，那么身体可能就会出毛病。没有肉吃不行，吃肉过多也不好，还会给身体带来极为不良的后果。可见，营养是一门平衡的艺术。

细胞的需要

原始的生命，由简单到复杂的细胞。由于原始的地球上并没有氧气，所以最早出现的细胞是厌氧异养细胞（细菌等绝大部分微生物及原生动物由一个细胞组成，所以也可以称为厌氧异养细菌）。它们不需要氧气，在没有氧气的情况下也能生存，还能从环境中吸收有机分子，并依靠无氧环境分解这些分子而获得能量。

随着原始海洋自然产生的有机分子消耗，一些细胞逐渐进化出新的代谢途径，可以利用其他能源和无机分子合成自身所需要的有机分子，从而形成了自养细胞。由自养细胞逐渐地繁殖起来，地球上释放出氧和臭氧越来越多，并形成保护性大气层，这些臭氧挡住了太阳的辐射，为生命的加速进化提供了保护伞。从而自养细胞开始慢慢地不再满足于"寄人篱下",逐渐进化出了光合作用这一技能,使自养细胞能够利用太阳光能,创造出许多有机物质并释放出更多的氧气,而创造出的这些有机物质又成为所有生物必需的营养物质。逐渐地,细胞种类开始多元起来,厌氧异养、厌氧自养、好氧自养、产甲烷、极端嗜热、极端嗜盐、极端嗜酸、极端嗜碱等各类特质的细胞产生了。这些细胞的诞生从此拉开了生命万物进化的序幕。这些生物细胞具有惊人的化学转变能力,并不断演变进化,大约30亿年前这些原始细胞已经具有了简单分裂能力,并逐步进化出了类似海藻的生物,此时它们内部已经进化出细胞核。又经过10亿年的演化,在有隐蔽的海岸和河流出口处的水中,这些类似海藻的生物不断演化,在海岸、河流大量繁殖,通过光合作用放出大量的氧气。今天人类呼吸的氧气总量的四分之一,就是由海洋中的最微小浮游生物所产生的,而水和空气相接触的海面正好是这些浮游生物的栖居地,生物细胞在新的条件下进一步演化,一些海生植物被冲到岩石上,从而形成了最原始的陆上植物——顶囊蕨,并有了植物分类的进化,进化路线大致为藻类(紫萁、石松)→裸子植物(银杏、苏铁、松、杉、柏)→被子植物(水稻、柳树、菊花)。而另一个分支,单细胞生物领鞭虫则成为动物生命进化的始祖,沿着腔肠动物(珊瑚)→海绵动物→扁形动物→线形动物(猪肉绦虫)→棘皮动物(海星)→脊索动物(文昌鱼)→脊椎动物(圆口类→鱼类→两栖动物→爬行动物→哺乳动物→人)不断进化。整个进化过程伴随着细胞种类不断丰富,细胞功能逐渐专一,单细胞向多细胞、多组织、多器官演化,细胞间、组织间、器官间的互相交流也不断增强，从而逐渐进化出当今细胞数目惊人、种类繁多的高等复杂生物，包括植物和动物。

在细胞的世界里，已经过去了几亿年，才逐渐形成了特有的生态圈。生物大分子并不能独立地表现"生命"，只有为数众多的多肽、核酸汇集到一起，形成多分子互相作用的体系才能表现出"生命"特征。科学家把这一类聚集体，称为团聚体或微球体。这些团聚体中虽然已经包含了核酸和蛋白质，甚至显示出生长、代谢和适应外界环境的生命特征，但还算不上真正意义上的细胞。当它们体内的大分子进一步协作，其内部的遗传物质（核酸）开始自我复制，蛋白质开始合成，代谢的途径不断完善，才逐渐进化成了真正意义上的生活细胞，由此产生出原始"生命"。

人体由细胞组成，细胞代谢和再生能力决定了健康和寿命。细胞是生命活动的基本单元。生物分为单细胞生物与多细胞生物。人体由 40 万亿～60 万亿个细胞组成。人体细胞的衰老、萎缩、变异、更新和死亡，与食物可供给营养素的种类、品质和数量密切相关，随时发生着千丝万缕的关系。多细胞生物的新陈代谢与单细胞生物相比，需要从动物性食物中摄入无法从植物性食物中获得的营养素。

任何哺乳动物的有机体（包括人体本身，不分性别），都是由系统、器官和组织构成的。任何组织又是由细胞构成的，不同细胞代谢的周期不同，比如红细胞需要 120 天左右；白细胞的寿命不一，短者数天、长者数月；血小板 1～2 周，一般约 10 天；神经细胞终生；表皮细胞几乎天天会更新。细胞是构成生命的最基本单位，所有生命活动都是由细胞活动完成的。人体细胞更新周期通常为 120～200 天（除了神经组织细胞），每6～7 年就需要全部更新一代。细胞更新的营养来源主要是食物，尤其是肉类食物必不可少。所谓"细胞代谢"，是指细胞内所发生的用于维持生命的一系列有序的化学反应的总称。这些反应进程使得生物体能够生长和繁殖，保持它们的结构以及对外界环境做出反应。所有的细胞相互合作，共同支持身体的运行。

为什么要吃

日本有一位国宝级烹饪（料理）大师，叫辰巳芳子（Yoshiko Tatsumi），她把日本料理当成自己最喜爱的事业。起初，她和许多人一样不明白"人为什么要吃饭"，长期以来，她在探索和思考，直到 92 岁时，她才在她的著作《生命与味觉》中，揭示了这个答案。她说："食物等同于呼吸，严肃地包括在生命的结构之中。每一餐都是对生命的刷新。"这句话揭示了食物与生命细胞之间的联系，由一种细胞形式转化成为另一种细胞形式的真谛。

一个生命无时无刻不需要能量和营养，哪怕我们躺在床上不动，身体照样需要消耗能量。这就是说，各种器官的细胞为了维持新陈代谢，需要不断地补充营养，养分经过分解之后，能转化成细胞所需的能量。食物中包含的热量通过卡路里或者千焦耳来表示。人们把在安静状态下需要的能量消耗称为基本代谢。一个成年人在安静状态下，每天起码需要消耗 2000 卡路里的能量。在运动时，身体自然需要消耗更多的能量。所以，必须给身体输送更多的动力，也就是更多的食物。不同的食物为人体提供的能量也不相同。当供应的食物超过身体的消耗量时，人体就会把多余的能量储存在脂肪中，当身体缺少能量时，细胞就会分解体内已经储备的脂肪，把它们转化成新陈代谢所需的能量。

因此，能量之源必不可缺。我们所熟知的碳水化合物、蛋白质和脂肪，这三大营养物质就包含其中。它们是维系生命活动的主要能量源。碳水化合物被称作细胞内的线粒体，它能够直接作用于动力能量的产生。蛋白质则是骨骼、细胞组织以及黏膜黏液的原料。我们的机体就是由蛋白质构成的。脂肪也是能量源泉之一，它构成了细胞膜等生命体膜的成分。对于维生素的搬运、调节身体各种功能以及细胞之间的信息传导至关重要。如果我们食用的食物中含有丰富的脂肪、碳水化合物，但不含蛋白质，我们迟早会因为身体建筑材料不足而死亡；但只摄取蛋白质，比如只吃肉，也是不行的。所以我们既需要脂肪，需要碳水化合物，也需要蛋白质，它们是我们身体的燃料，为身体提供热量，让我们的身体能够正常运转，同时，它们也是构成我们身体的"建筑材料"。

营养与消化

营养，是在日常生活中出现频率相当高的一个词。从狭义上看，营养是谋求养身的物质。从广义上看，营养指人类通过食物，从食物摄入需要的养料以维持自己生长发育等生命活动，所必需的物质和能量的过程。

食物能为人体提供生活必需的营养物质。碳水化合物、蛋白质和脂肪是产能营养素，又称宏量营养素，因为需要量相对比较大。矿物质和维生素是调节营养素，又称微量营养素，因为需要量相对比较少。

一个人的营养状况，是指身体与食物之间的匹配程度，即对食物构成及其营养素的利用所表现出来的状态。这个评估有个体与群体之分，通常涉及两个类型：即某种特殊营养素或者全部营养素（全面营养状况，如铁、蛋白质、维生素等）。

营养学是研究食物与生物之间彼此作用的科学。营养学在其发展中，不仅包括食物进入机体内的变化，如参与生化反应和结合到组织细胞中，而且还包括人类应该怎样选择食物，以保障自己身体正常地生长、发育与繁殖。所以营养学除具有生物学的意义外，还具有社会的普遍意义。营养素是维持正常生命活动所必需摄入生物体的食物成分。现代营养学对于营养素的研究，主要是针对人类和畜禽的营养素需要。营养素分蛋白质、脂质、碳水化合物、维生素、矿物质、水、膳食纤维等7大类。

由于每种生命体的生理功能需要不同，以及生理机制不一样，所以生存方式不同，导致不同生命体所需食物亦千差万别。例如马、牛等食草动物，它们的食物资源主要是植物性食物；而像虎、狼等肉食动物，它们的食物资源却是食草动物（动物性食物）。

动物性食物，通常指肉类，即动物的胴体（皮肤）、器官和血液，当然"皮之不存，毛将焉附"（出自《左传·僖公十四年》），如今大多数的毛还是废弃了，从资源利用上看，如何变废为宝，有待解决。动物性食物含与灵长目动物机体生物化学最近似的生物分子结构，含有高蛋白质和高脂肪。总之，每日适当摄入肉类食物，有助于人体新陈代谢和健康，肉类经烹饪，是非常容易消化吸收的食物。

肉类中含有丰富的脂肪、蛋白质、矿物质和维生素，碳水化合物较植物性食物少，不含植物纤维素。

肉类的组分变化不仅取决于肥肉与瘦肉的相对数量，也因动物种类、年龄、育肥程度及所取部位等不同而呈显著的差异。除肉类外，蛋类、水产品、奶类也是营养十分丰富的动物性食品。

常见的蛋类有鸡蛋、鸭蛋、鹅蛋和鹌鹑蛋等，各种禽蛋的营养成分大致相同。鸡蛋蛋清中的蛋白质含量为 $11\% \sim 13\%$，水分含量为 $85\% \sim 89\%$；蛋黄中仅含有 50% 的水分，其余大部分是蛋白质和脂肪，二者比例为 $1 : 2$。此外，鸡蛋中还含有碳水化合物、矿物质、维生素等。

水产品包括各种鱼类、虾、蟹、贝类和海藻类（海带、紫菜）等，其中以鱼类为最多。鱼类的营养成分因鱼的种类、年龄、大小、肥瘦程度、捕捞季节、生产地区以及取样部位的不同而有所差异。总的来说，鱼肉的固形物中蛋白质为主要成分；脂肪含量较低，但其中不饱和脂肪酸较多；鱼肉还含有维生素、矿物质等成分，特别是海产咸水鱼含有一定量的碘盐和钾盐等，对人体健康具有重要意义。

奶类是一种营养丰富，容易消化吸收，食用价值很高的食物，不仅含有蛋白质和脂肪，而且含有乳糖、维生素和无机盐等。鲜奶一般含水分 $87\% \sim 89\%$，蛋白质 $3\% \sim 4\%$，脂肪

3%～5%，乳糖 4%～5%，矿物质 0.6%～0.78%，还含有少量的维生素。牛奶是人类最普遍食用的奶类，与人乳相比，牛奶含蛋白质较多，而所含乳糖、牛磺酸不及人乳，故以牛奶替代母乳时应适当调配，使其化学成分接近母乳。

肉、禽、鱼、蛋、奶，均属于动物性食物，从营养角度看，它们不仅含有丰富的蛋白质、脂肪、无机盐和维生素，而且蛋白质的质量高，属优质蛋白。这些动物性食物在营养上主要具有如下几个特点：

（1）蛋白质含量多且优。肉类的蛋白质主要存在于肌肉中，骨骼肌中除水分（约含 75%）之外，基本上就是蛋白质，其含量达 20% 左右，其他成分（包括脂肪、碳水化合物、无机盐等）约占 5%；鸡肉蛋白质的含量在 20%～25% 之间，鸭肉为 13%～17%，鹅肉为 11% 左右；鱼及其他水产动物种类极多，蛋白质含量相差较大，但大多数在 15%～22% 之间。全蛋（可食部分）蛋白质的含量也与蛋的种类、品种、产地等因素有关，鸡蛋为 11%～15%，鸭蛋为 9%～14%，鹅蛋为 12%～13%。鲜奶的主要成分是水，在 85% 以上，牛奶蛋白质的含量在 3%～4% 之间，羊奶约为 4%，马奶约 2%，水牛奶约 4.7%，牦牛奶约 0.5%。

肉、禽、鱼、蛋、奶蛋白质的氨基酸组成基本相同，含有人体 8 种必需氨基酸，而且含量都比较充足，比例也接近人体的需要，都具有很高的生物价值，一般认为鸡蛋中蛋白质几乎能全部被人体消化吸收和利用，为天然食物中最理想的优质蛋白质。所以在进行各种食物蛋白质的营养质量评价时，一般以全蛋蛋白质作为参考蛋白质。

各种肉类和奶类的蛋白质消化吸收率也很高，一般达85%～90%。奶中的蛋白质含有丰富的赖氨酸，是谷类食物良好的天然互补食物。

肉类的结缔组织中主要组成为胶原蛋白和弹性蛋白。胶原蛋白含有大量的甘氨酸、脯氨酸和羟脯氨酸，而缺乏色氨酸、酪氨酸和蛋氨酸，因此是属于不完全蛋白质，营养价值较差。

（2）脂类物质含量较高。不同的动物性食物所含的脂类物质不完全一样，但一般来说，饱和脂肪酸和胆固醇的含量都比较高。畜肉的脂肪含量依其肥瘦不同有很大的差异。其组成以饱和脂肪酸为主，多数是硬脂酸、软脂酸、油酸及少量其他脂肪酸。羊脂中的脂肪酸含有辛酸、壬酸等饱和脂肪酸，一般认为羊肉的特殊膻味与这些低级饱和脂肪酸有关。禽肉脂肪熔点较低，在33 ℃～44 ℃之间，所含亚油酸约占脂肪酸总量的20%。鸡肉脂肪含量约为2%，水禽类为7%～11%。鱼类脂肪含量较低，一般为1%～3%，主要分布在皮下和脏器周围，肌肉中含量很低。鱼脂肪主要由不饱和脂肪酸组成，熔点较低，通常呈液态，人体的消化吸收率为95%左右。海水鱼中不饱和脂肪酸的含量高达70%～80%，用海水鱼来防治动脉粥样硬化和冠心病能收到一定的效果。蛋的脂肪含量与蛋的种类有关，去壳的鸡蛋约为10.5%，鸭蛋和鹅蛋约为14.5%。不管是哪种蛋，脂肪主要集中在蛋黄，鸡蛋蛋黄的脂肪含量高达33.3%，鸭蛋和鹅蛋蛋黄脂肪含量更高，达36.2%；蛋白的脂肪含量很低，鸭蛋蛋白含量为0.03%，鸡蛋和鹅蛋为0.02%。蛋中的脂肪主要由不饱和脂肪酸组成，在常温下为液体，容易被人体吸收。蛋黄中含有大量的卵磷脂、脑磷脂和神经鞘磷脂，这些成分都是人脑及神经组织发育生长所必需的营养物质。奶中脂肪的含量也与来源有关，为 4.0% 左右，奶中的脂肪以很小的微滴分散在乳浆中，所以很容易被人体消化吸收。脂肪的组成以饱和的棕榈酸和硬脂酸为主，约占 40%；饱和的短链脂肪酸丁酸和己酸约占 9%；不饱和的油酸占 30%，亚油酸和亚麻酸仅占 3%；其余为月桂酸和肉豆蔻酸等。

（3）胆固醇含量较高。畜肉中依肥度和器官不同胆固醇含量有很大的差别，瘦猪肉为 77 毫克/100 克，肥猪肉为 107 毫克/100 克；瘦牛肉为 63 毫克/100 克，肥牛肉为 194 毫克/100 克。内脏的胆固醇含量比较高，如猪心为 158 毫克/100 克，猪肝为 368 毫克/100 克，猪肾为 405 毫克/100 克。脑中的含量最高，猪脑达 3100 毫克/100 克，鸡肉含量为 117 毫克/100 克，鸭肉为 80 毫克/100 克，填鸭为 101 毫克/100 克；不同鱼类含量相差较大，鲤鱼为 83 毫克/100 克，水发鱿鱼为 265 毫克/100 克，虾皮达 608 毫克/100 克。蛋类中也含有很高的胆固醇，每 100 克蛋品，胆固醇的含量分别是：鸭蛋 634 毫克，鸡蛋 680 毫克。

（4）碳水化合物含量低。动物性食品中碳水化合物的含量都很低，在各种肉类中主要是以糖原的形式存在于肌肉和肝脏内，其含量与动物的营养及健壮情况有关。瘦猪肉的碳水化合物含量为 1%～2%，瘦牛肉为 2%～6%，羊肉为 0.5%～0.8%，兔肉为 0.2% 左右。各种禽肉碳水化合物的含量都不足 1%，北京鸡为 0.7%，北京鸭为 0.5%，江苏鸡和江苏鸭仅为 0.1%。各种鱼类碳水化合物含量相差较大，低的不足 0.1%，如海蟹、比目鱼等；高的超过 7%，如福建的鲳鱼。蛋品中所含的碳水化合物很少，主要是葡萄糖，鸡蛋为 1%～2%，鸭蛋为 0.3%～2%，鹅蛋较高，为 3%～4%。奶中所含的碳水化合物为乳糖，不同动物的含量有所差别。牛奶约为 5%，羊奶约为 4.3%，马奶约为 5.8%，水牛奶约为 4.8%。乳糖的甜度仅为蔗糖的六分之一，它具有调节胃酸，促进胃肠蠕动和消化腺分泌的作用。乳糖在乳糖酶的作用下可分解为葡萄糖和半乳糖，以供人体吸收。

随着年龄的增长，人体内乳糖酶的含量逐渐减少，因此有些成年人消化道内缺乏乳糖酶，乳糖不能分解而无法吸收，导致有些人喝牛奶后会发生腹泻等症状，这种现象称之为"乳糖不耐受症"。

（5）无机盐含量比较齐全。肉类中无机盐的含量与畜禽种类及其成熟度有关，肥猪肉和瘦猪肉分别为 0.7% 和 1.1%；肥牛肉和中等肥度的牛肉分别为 0.97% 和 1.2%；马肉约为 1.0%，羊肉和兔肉也约为 1%。肉类是铁和磷的良好来源，并含有一些铜，肌肉中所含的铁和铜没有肝脏多，钙在肉中的含量比较低，为 7～11 毫克/100 克。铁在肉类中主要以血红素铁的形式存在，消化吸收率较高，不易受食物中的其他成分干扰。各种禽类无机盐的含量均在 1% 左右，其内脏的含量稍高，为 1.1%～1.5%。鱼类中无机盐的含量稍高于畜禽类，为 1%～2%，并且是钙的良好来源。海产鱼类还含有丰富的碘。蛋类所含无机盐主要为铁和磷，大部分集中在蛋黄里。蛋清中的含量为 0.6%～0.8%，蛋黄中的含量较高，鸡蛋黄中无机盐含量约为 1.10%，鸭蛋黄约为 1.20%，鹅蛋黄约为 1.30%，但蛋中铁的吸收率低。在奶类中含有丰富的无机盐元素，牛奶约为

0.7％、羊奶约为 0.9％、马奶约为 0.4％、水牛奶约为 0.8％。奶中除了含有钙、磷、镁、钾、钠、硫等外，还含有铜、锌、锰等微量元素。它们在奶中大部分与酸类物质结合成盐类。牛奶中钙与磷的比值为 1.2∶1；接近于人奶（人奶为 1∶1）。但牛奶中铁的含量比人奶低，所以用牛奶喂养婴儿时要注意补充铁元素。

（6）维生素含量丰富。动物性食物中均含有丰富的维生素，畜禽肉及其内脏所含的 B 族维生素比较多，尤其肝脏是多种维生素的丰富来源，如 100 克羊肝中约含维生素 A 29900 国际单位、维生素 B_1 0.42 毫克、维生素 B_2 3.57 毫克、尼克酸 18.9 毫克、维生素 C 17 毫克。鱼类也是 B 族维生素的良好来源，如每 100 克鳝鱼、海蟹和河蟹中维生素 B_2 的含量分别达到 0.95 毫克、0.5 毫克和 0.7 毫克。海产鱼类的肝脏所含的维生素 A 和维生素 D 极为丰富，是其他食物无法相比的。蛋中含有丰富的维生素，主要集中在蛋黄，其种类有维生素 A、维生素 D、维生素 B_1、维生素 B_2，蛋清中也含有较多的维生素 B_2。牛奶含有人体所需的各种维生素，其含量随着奶牛的饲养条件、牛奶的加工方式和生产季节的变化而有所不同。在青饲料较多的放牧期饲养的奶牛与在饲草成分单一的冬季饲养的奶牛相比，其所生产牛奶中含有较多的维生素 B_8、胡萝卜素和维生素 C。牛奶中所含的维生素 D 不多，因此以牛奶为主要食物的婴儿要注意补充维生素 D。

人体的消化过程是把摄入的大分子食物分解为小分子物质的过程。这个过程经过口腔的咀嚼，然后拌着唾液，经过咽、食管，进入胃，因胃壁不断地蠕动，使食物与胃腺分泌的胃液混合，促进蛋白质的消化，经胃液混合成半液体的浓稠状食物，接着被往下送进小肠，这时肝脏分泌的胆汁和胰脏分泌的胰液都被送到小肠来，和小肠黏液一起把这些食物分解成为小分子。小肠壁的绒毛将这些小分子吸收后，养分便由血液输送给全身各细胞。整个消化和吸收过程大概需要六个半小时。剩下的残物由小肠送入大肠，再被大肠吸去大部分的水分，然后经过直肠，由肛门排出体外。

未经消化的蛋白质，身体是不会吸收的。食物中的蛋白质消化从胃开始，但主要在小肠被吸收。食物中的蛋白质是大分子，被消化道中的蛋白酶水解后转化为可被吸收的单个氨基酸和2～3个氨基酸的小肽，才能被肠黏膜吸收。各种氨基酸主要通过需钠耗能的主动转运方式被吸收。肠黏膜细胞膜上具有转运氨基酸的载体，能利用细胞膜上的钠钾泵转运氨基酸。氨基酸转运载体缺陷可导致相应氨基酸尿症或吸收不良。

小肠壁上的大部分小血管最后合并成一条通向肝部的大静脉。除脂肪外，身体从食物中吸收的其他营养素都从这个"门"（门静脉）进入肝脏。从食物中吸收的各种营养物质并不总能满足人体细胞的需要。因此在进食之后，体内总会有过剩的营养素，于是肝脏就会把这些营养素储存起来。也就是说，肝脏把这些物质转化成人体可以储藏的成分，比如肝脏能够将消化道吸收的葡萄糖转变为糖原，还能将一些非糖物质，如某些氨基酸、甘油、乳酸等合成为糖原。当人体缺乏某种物质时，神经中枢就会将它们从"储存器"中释放出来，并输送到血液中。一旦肝脏内储藏的糖分被消耗完，人体就会感觉到饥饿。但是必须注意，为保证细胞所需要的营养素均衡，绝对不能暴饮暴食。

　　肝脏不仅能储藏营养物质，还能分泌胆汁来分解食物中的脂肪。胆汁是由肝细胞生成的，一种具有苦味的有色液体。肝脏分泌出来的胆汁分布在肝小管内，然后汇入胆管，并由胆囊储存起来，以免胆汁无序地流入小肠内。当食物消化时，胆囊壁受荷尔蒙的刺激而收缩，把胆汁挤出至十二指肠，消化食物中的脂肪成分。

　　消化液通过肝外胆道系统流入十二指肠（小肠起始段），并在那里对食物的营养成分进行分解，被分解出的成分在小肠内通过肠壁被吸收。肠腺体分泌的消化液，把还没有完全消化的碳水化合物和蛋白质分解成可吸收的小分子物质。

　　被吸收的氨基酸和小肽通过肠黏膜细胞进入肝门静脉，随后被运送到肝脏和其他组织或器官而被身体利用。

　　新陈代谢的过程，扼要示意如下：食物→口→胃→小肠→血液→肝脏→心脏→血液→细胞→血液→肾脏→膀胱→尿路→体外。从中可见，如果用比喻来阐述：那么食物（肉类）是能量和营养；细胞是生命活动的核心；心脏是发动机；血管是各个生理单元彼此往来的循环河道；血液是河水，是吐故纳新的"物流公司"。

　　人体所需要的三大能量来源——碳水化合物、脂肪、蛋白质，其中蛋白质食品是必须要摄入的。在人体内，过量的氨基酸可以转化为碳水化合物或者脂肪，但是必需氨基酸却是不可或缺的。通常来说，如果不是过度消耗能量导致低血糖而需要尽快补充能量，仅食用肉类等而少吃或不吃米、面，也是可以满足日常能量消耗的。米、面来满足人体能量的需求，肉类来满足人体氨基酸的需求。

没有食物（肉类）滋养细胞，细胞就不能产生能量和生物电，新陈代谢就会终止，细胞会衰老死亡，生命就会枯竭。没有高山流水，河道就会干枯。

成人的胃可容纳 1～2 升食物。食物在胃里由胃壁不断地摩擦和挤压使食物和胃腺分泌的胃酸相混合。胃酸会杀死食物中的细菌，并刺激胃蛋白酶原，使之转化成有活性的胃蛋白酶，把肉类中的蛋白质溶解出来，并分解成简单的化合物。食物经胃内机械性消化和化学性消化后形成粥样的食糜，通过幽门排入十二指肠，然后通过肠壁蠕动继续送往小肠。

小肠内消化是整个消化过程中最重要的阶段。小肠内各种黏液把食物含有的营养物质不断分解成结构简单的化合物。胰腺管与胆总管均开口于十二指肠，胆汁和胰液由此流入小肠。绿色的胆汁把食物中的脂肪分解，然后被胰液中所含的胰脂肪酶继续分解成更小的成分。最后由胰液和肠腺体分泌的消化液，把还没有完全被消化的碳水化合物和肉类蛋白质分解成可吸收的小分子。这些营养物质在小肠的肠道内被血液吸收，此外，小肠还会吸收蔬菜中含有的维生素和矿物质。食物中的其他食物构成，如纤维类等没有被吸收，会继续被运往大肠。这些消化不了的废弃物，在大肠中会受肠道微生物进一步分解，总会有不能被消化的残余物，及已经死亡的肠细胞，一起作为粪便被排出体外。粪便中的臭味就是食物被细菌分解所散发出来的。

吐故纳新，包括两个方面，即进与出。所谓"进"，指吃什么？通过消化系统和呼吸系统分别摄入食物和氧气，由动脉血液把营养运输到组织细胞，完成生理功能补充。所谓"出"，指细胞通过静脉血液把没有身体利用价值的代谢废物，通过消化系统和泌尿系统排出体外。

简单说，纳新是什么？就是吃饭。吐故是什么？就是排泄。

食物营养素是怎样进入血液中的？

消化的目的就是吸收。食物的营养素主要在小肠被吸收而进入血液。小肠5～6米长，肠内壁不光滑而呈褶皱，上面有无数极为细小的绒毛，从而扩大了小肠内壁的表面积，使得更多的营养素能够与小肠壁充分接触。肠壁的肠细胞吸收这些营养素，并把它们输送给血液。这个过程被称为营养物质的吸收过程。其中如脂肪酸是小分子物质，它们可以直接穿透细胞膜，进入肠壁细胞。而另外的一些营养物质，如大多数的碳水化合物或者蛋白质，肠细胞有专门负责吸收这些营养成分的通道。肠细胞把吸收的营养素输送给血液，然后经由血液运输到全身各个器官、组织和细胞。

脂肪在胆汁作用下分解成脂肪酸和甘油，它是唯一一种不直接通过肠壁细胞输送到血液中的营养成分，而是被包裹在"小脂肪包（囊泡）"中输送到毛细淋巴管，然后经由毛细淋巴管直接进入血液循环。另外，胃可以吸收少量酒精和少量水分，大肠也吸收水分和盐类（如钙、镁、汞等）。

体内的生化环境与体外单一的物理条件没有直接关系。如果人体吐故纳新不平衡、不顺利，那么身体可能就会出毛病。没有肉吃不行，吃肉过多也不好，还会给身体带来极为不良的后果。可见，营养是一门平衡的艺术。

大脑，与肉类滋养

　　现代科学揭示：人的大脑有 1000 亿个神经元和 10～50 倍于此的神经胶质细胞，相当于 10000 亿～50000 亿个神经胶质细胞。经过 600 万年的人类进化，人脑的体积已经增大到相当于大猩猩的 3 倍。神经元通过突触接收信息，这些突触汇集在神经元胞体，接收信息、加以处理并传递给下一个神经元。各种动物大脑处理信息和计算能力有大有小，与突触数量多少无关，主要取决于神经元的数量。神经元数量越多，脑容量越大。但是脑容量大，有时候神经元的数量却不一定多，所以大脑袋不一定聪明。

　　大脑的神经元和神经胶质细胞的形成、损伤、补偿、再生等代谢循环的动力主要来自食物，尤其是来自肉类所提供的营养素和特殊因子，可满足身体生长发育需要，从每日膳食营养摄入中能够持续得到补充。在哺乳动物间，大脑尺寸或重量相似，大脑拥有神经元的数量也相似。

　　据巴西博士苏珊娜·埃尔库拉诺-乌泽尔（Suzana Herculao-Houzel）揭示，自 19 世纪末，世界各国致力于大脑与人的研究，开展了"人类之所以为人"的特别探索。大脑中的视觉和听觉结构，包括在皮质和皮质下区域的，这样我们就能研究这两个功能通路中神经元的传导规则。随着灵长类动物大脑尺寸的增加，其视觉会变得比听觉更占主导，就像在高度视觉主导型灵长类动物上那样，除人类外的灵长目动物脑子中，处理视觉信息的神经元数量大约是处理听觉信息的神经元数量的 50 倍。

人类为什么具有超级大脑，为什么比其他动物更聪明？似乎与人们的食肉行为紧密相连。肉类似乎是推动人类进化的点石成金之术，它的出现使我们祖先的食谱逐渐向高热量、高脂肪转化，这可能在促进人类脑容量增大、智力提升方面作出了重要贡献，加速完成了类人猿大脑向人类大脑的演化，从而推进了人类进化的过程。这个大脑的演变，体现在五个方面：

（1）脑化指数。即脑容量与同体重典型哺乳动物脑容量的比值。现代人类的脑化指数为 7.5；其次是灵长目物种，其脑化指数仅为 2。

（2）脑容量。研究者发现，1.3 万年前左右的人类祖先，身高大约 176 厘米，拥有健壮的身体，然而，进入农业社会后，人类的身高不仅没有增长，反而降低了，平均身高减少了 10 厘米。从营养的角度来看，进入农业社会后，人类吃肉量越来越少，吃谷物越来越多。研究者测量了 122 个种群，发现现代成年人的脑容量为 900～2100 毫升，全球平均值为 1349 毫升，这个数值比起旧石器时代人类的祖先要小得多。其中，男性的脑容量降低了 10%（约 157 毫升），女性降低了 17%（约 261 毫升），相当于缩小了一个网球那么大。据研究人员称，这种大脑容量的减少发生在中国、欧洲和非洲的一些国家。若是在后续两万年的时间里，大脑容量继续以这个速度减小，就等于越来越像人类 50 万年前原始人的大脑了。

随着捕食难度的进一步增大，古人类逐渐使用火、弓箭、投掷石器，进化出能够长途追猎等能力，并驯化了狗。到 1 万年前，中小型动物进一步减少、灭绝，迫使人类不得不吃更多的植物性食物。人类由旧石器时代进入新石器时代（即农耕时代），大脑容量也缩小至 1350 毫升。

（3）星形胶质细胞。人脑的特殊性并不局限于神经元。英国科学家南希·安·奥伯海姆（Nancy Ann Oberheim）和她的同事于 2009 年发现人脑的星形胶质细胞（对神经元间传递信息具有重要的作用）比其他灵长目和啮齿目动物的星形胶质细胞要大得多，意味着人脑中的星形胶质细胞相比于其他物种能支持更多的神经元突触。

（4）特别的脑区。由神经元组建的网络中，比如神经毡（大脑皮质中支持突触连接的结构）等构成的神经区域组织，类似中枢来集中和分布信号（如前额叶、海马体），所以人脑有别于黑猩猩脑袋。

（5）特有基因数量不断增长。所谓特有基因，即人类不同于黑猩猩（人类近亲）的部分，这些基因包括了控制大脑尺寸、突触形成、细胞新陈代谢、语言发展以及其他人类特征形态（比如人的手腕和拇指）的基因。

人的大脑是有着最复杂功能和最旺盛活力的器官，其功能与血液中的养分有关，大脑的功能除与遗传、环境等因素有关外，营养也起着很重要的作用，即大脑功能与日常膳食有着密切的关系。

在各种营养物质中，脂质对大脑最为重要，它在大脑和神经组织的构造和功能方面具有重要意义。除水分外，脂肪占据大脑余下成分的 60%。为保证大脑的正常运转，我们需要不断补充大脑所消耗的养分。人脑所需的脂类主要是脑磷脂和卵磷脂，它们具有补脑作用，能使人精力充沛，对神经衰弱有较好的疗效，而卵磷脂更被誉为维持人类智力的"电池"。磷脂有助于促进儿童大脑的生长发育，可以开发智力，提高注意力，缓解精神紧张、记忆力减退和疲倦等。服用卵磷脂可改善中老年人的记忆力，增加大脑血流量，使中老年人精力充沛，有效预防老年痴呆症。而乙酰胆碱还是各种神经细胞和大脑细胞间传递信息的载体，可以起到健脑益智、增强记忆力的作用。磷脂也是细胞膜的组成成分之一，有利于维持细胞的正常工作，决定了细胞之间能量和信息的传递。而人体的各处组织，特别是脑神经系统、心脏循环系统、血液、肝脏等重要器官与组织中，磷脂的含量都很高，每100毫升的血液中就含有卵磷脂200毫克。富含脑磷脂的食物有猪脑、羊脑、鸡脑等；富含卵磷脂的食物主要有蛋黄、大豆及其制品。

除此之外，EPA和DHA也对大脑的发育具有重要作用。EPA和DHA的体内来源是α-亚麻酸，α-亚麻酸进入人体后，在同一种去饱和酶的作用下，在人体中衍生为EPA和DHA，α-亚麻酸和DHA与EPA均属于ω-3脂肪酸。EPA具有抗炎、抗心律失常、调节血脂和血液中胆固醇及甘油三酯含量、软化血管的作用，可预防由动脉硬化引起的心脑血管疾病；DHA能改善记忆力，具有健脑作用，可促进大脑视神经系统发育，增强脑和感光细胞活力。EPA和DHA进入细胞膜时，可防止血小板凝集，改善血液流动性，减少血栓的危险性。EPA和DHA在鳝鱼、鳗鱼、金枪鱼、鱼卵等食物中含量较高，尤其是深海冷水区域鱼的油中含量很高。

蛋白质是大脑从事复杂智力活动的基本物质，增加食物中蛋白质的含量，就能增加大脑皮质的兴奋和抑制功能，提高学习效率。脑组织在代谢过程中需要大量的蛋白质，当蛋白质供应不足时，大脑容易疲劳。动物食品中含有优质蛋白，尤其是深海鱼肉中含有的优质蛋白，可以促进神经细胞的活动，从而提高学习和记忆能力。此外，大豆中的植物蛋白也是重要的健脑物质。

脑的营养补给是靠血液循环来输送葡萄糖和氧气，但脑内贮藏的葡萄糖和糖原仅够维持几分钟的正常活动，必须依靠血液随时提供葡萄糖和氧气，否则脑能量供应不足，血糖浓度降低，脑的耗氧量下降，人会出现疲惫、易怒、头晕等症状，重者还会发生昏迷。富含碳水化合物的健脑食物以小米为佳。

丰富的维生素对维持视力、氨基酸代谢、脑及神经系统功能有非常重要的作用。其中最有影响的要数维生素 B_1，它在脑细胞的兴奋与抑制过程中扮演着蛋白质的助手。当人体缺乏维生素 B_1 时，则会出现神经衰弱综合征，如烦躁、记忆力减退、思维迟钝，重者会出现器质性改变。食物中以动物内脏、瘦肉、花生中维生素 B_1 的含量较高。

矿物质有协助大脑发挥其功能的作用，其中，钙可以保证脑处于最佳的工作状态，钙与记忆力有很大关系，钙的含量越高，大脑神经递质越活跃，记忆效率越高。钙缺乏时会引起神经过敏、失眠，因此，应多食含钙量高且易为人体吸收的食物。常见的动物性食物和植物性食物，其矿物质含量都很丰富。鸡肉、鸭肉和猪的瘦肉、鱼肉、羊肉、牛肉等，这些食物矿物质含量比较丰富，在补充矿物质的同时还可以为人体提供能量。

肉类中所含有的营养物质协同作用于脑，滋养着我们的大脑，因此，适量食用肉类有利于大脑的发育、记忆力的提高。

大脑，乃人之中枢。吃肉无疑是养心补脑最简单有效的食物。据不完全资料统计，具有明显补脑养生效果的食物，有三分之二源自动物性食品（包括肉、蛋、奶和水产品）。可见肉类是不可多得的、滋养身体的保护神。

人体的代谢类型

新陈代谢是机体与环境之间的物质和能量交换以及生物体内物质和能量的自我更新过程。它包括合成代谢（同化作用）和分解代谢（异化作用）。人体在摄入外界食物后，通过消化、吸收将营养重新组合，形成有机物和储存能量的过程被称为新陈代谢同化作用的过程，而同时将自身一部分物质分解，释放能量的过程则是新陈代谢异化作用的过程。人体从食物中获取蛋白质、脂质、碳水化合物、维生素、矿物质和膳食纤维这些营养素，由于这几类营养素在新陈代谢过程中的产能及代谢速率不同，因此需要利用食物的合理搭配达到调节新陈代谢的作用。

通常，人体代谢类型有三种：慢速氧化型、快速氧化型和混合氧化型。倘若没有将"代谢类型"当作营养科学的指导原则，那么所有的先进研究和亮眼的资料乃至科学专业，都不能真正转化为有效的临床解决方案。不同代谢类型的身体需要不一样的食物营养组合。

1977 年，美国国会为了抑制慢性病的流行，由乔治·麦高文和鲍伯·杜尔两位参议员主持的"参议院营养和人类专责委员会"设计、出版了一套营养指导手册。不久，美国国立健康研究院（National Institutes of Health，NIH）开始增加拨款，鼓励以营养学为基础的研究。这些事件引发了社会大众对营养学的兴趣，也刺激了私人企业的投资。没过多久，一个全新的"营养产业"逐渐成形，在20世纪80年代到90年代可谓盛极一时。

美国生理代谢与营养学权威专家威廉·林兹·沃尔科特（William L·Wolcott）致力于美国健康照护产业中一个特殊且创新的领域——代谢类型研究。这是一门"打造健康的科学"。不同代谢类型需要的食物营养组合是不一样的，大体的规律如下：

（1）慢速氧化型：需要低蛋白质、低脂肪、高碳水化合物的食物组合；

（2）快速氧化型：需要高蛋白质、高脂肪、低碳水化合物的食物组合；

（3）混合氧化型：需要分量相当的蛋白质、脂肪和碳水化合物的食物组合。

这项临床技术有望成为21世纪临床营养学上的重要窗口。由此可见，每日膳食摄入量，即肉类食入多少，应该依据个体生理新陈代谢类型来量体裁衣。对公众吃肉摄入量的指导，只是泛泛而谈，适合于公众原则，但不一定适合每个人的生理代谢的营养差异需求。

从20世纪70年代末起，营养代谢类型研究已经被各类健康专业人士（如医生、牙医、脊骨神经医师、营养师和各类执业医师）接受与应用，为他们提供技术服务，也有顾客主动找上门来，已经建立数以千计的代谢类型档案或分析。

代谢类型研究整合了生物化学、解剖学、生理学和内分泌学等诸多学科，因而能从许多复杂的理论角度进行思考。这是一种简单的临床导向饮食设计技术，不论对专业人士还是普通百姓，都可以帮助其依据自身代谢类型来选择食物，促进健康。不再道听途说或盲目追随"人人适用"的饮食建议，而是根据自身独特需求选择饮食，从而每个人才有可能身强体健，并获得如下的益处：

预防并扭转退化性疾病；

增强免疫系统；

达到理想体重并维持下去；

让头脑思路清晰，体力处于巅峰；

克服情绪起伏与抑郁症；

提升体能表现及耐力。

"新陈代谢"是人体为维持生存所进行的所有化学与生理活动之总和，其内涵繁多且复杂，但可以总结为以下几种功能：营养、输送、呼吸、合成、调节、生长和再生。身体会将我们从环境中所获取的空气、水、阳光和食物的营养，转换成维持生命的能量。其中食物所含的原料（如蛋白质、脂肪、维生素、矿物质和酶）尤其重要，因为身体会利用它们修复、重建及修补组织。

人体不能缺少食物和营养，因为它们也提供细胞燃料以进行氧化（或燃烧），进而产生新陈代谢所必需的能量。事实上，人体的生化转变过程，全仰赖能量产生的速率、质量及强度。

当身体所有层级（包括细胞、器官、腺体与系统）都拥有最佳能量平衡，身体功能与健康便有望达到最佳状态（无论在平衡上，还是效率上）。所有代谢作用都发生在细胞层次，运作是否有效率亦取决于此。人体中的每一个细胞就好比一座生化工厂，用以满足特定代谢功能。食物进入消化道后，会被吸收到血液中，运送至所有细胞。营养素抵达细胞后，会被转换成能量，以执行细胞所"设定"的功能。

　　每个人都需要全方位的营养素。但由于先天基因不同，每个人对特定营养的需求量也不尽相同。这就是为什么某种营养素让 A 感觉很棒，然而对 B 则毫无作用，在 C 身上甚至会产生相反的效果。

　　身体所有细胞都"知道"如何有效并健康地执行其功能，这是它们天生的设计。但如果先天基因所需的原料不是在对的时间、对的地方被正确的类型所使用，就会导致细胞功能不彰。换句话说，基因会设定一个人需要哪些营养素，只要完整获得这些营养素，细胞就会运作无碍。当细胞因缺乏营养素而无法产生足够能量时，其修复和重建组织的功能也会一并丧失。这时，细胞会变得虚弱、缺损，甚至连带拖垮身体所有的系统。好比说，当组成器官的细胞变得虚弱、无法胜任原定功能时，器官本身的运作就会变得虚弱且无效率，进而导致系统失衡，这时人就会生病。反之，一旦细胞取得所有需要的营养素，便能制造最适当的能量，从而扮演好自己的角色，有效进行修复、重建和再生。如此，它们所组成的器官、腺体、系统乃至于身体，自然会非常健康。那么，要如何收集个人独特的"身体信息"以定义个人的化学组成和营养需求呢？很简单，身体会自动提供这些信息。这些信息会通过个人身体结构、生理、情绪、心理和行为上的特性，甚至饮食偏好和对特定食物的反应，一一表现出来。每一则信息，都是完成个人生化"拼图"的重要线索。

所谓"细胞的代谢"，简单说就是食物营养、空气和水（即燃料）经过消化吸收，所发生的系列生物化学反应后释放出能量（ATP 和 ADP）及适当排出副产物（二氧化碳和水），支持了生命的活动（呼吸、循环、组织修复、生长、再生、消化和其他）的生理过程。

生理与解剖学

从生理学、考古学、古生物学、动物类比分析和民族志学等五大学科出发，以色列特拉维夫大学（Tel Aviv University）研究员米基·本·多尔（Miki Ben-Dor）等古人类学专家对此话题进行了全面而深入的论证。

米基·本·多尔等古人类学专家认为，人类更适应吃肉还是吃素，很大程度上是由生理因素决定的。他们从 12 个角度论证了吃肉与人类生理功能的关系。

①生物能量。人类的身体需要消耗能量，尤其是大脑。而想获得充足、持续的能量，对我们的祖先来说并不容易。同时，人类还需要在最短时间内获取最多的能量，这样才能把更多时间节省出来，用于养育人类幼崽、制作狩猎工具等。猎杀动物，尤其是大型动物，能满足这样的需求。研究显示，狩猎动物的能量回报率，是采集植物的 10 倍以上。而且，在我们祖先进化的历史时期，大型动物的种群数量是非常庞大的，猎捕的难度相对较小。因此，从生物能量学的角度来说，猎杀动物是一种

更省时、更可靠的热量来源。这就是原始人热衷于狩猎活动和吃肉的原因。

②饮食质量。机体不仅需要足够的能量，对饮食的"质量"也有更高的标准。因为大脑容量越大，对饮食"质量"的要求越高。植物食物中营养密度低，而且通常含有抗营养因子，如凝集素或植酸，限制了人类充分利用能量和吸收营养。相比之下，动物性食物可以提供更高的能量密度、更全面的营养成分，对我们的祖先来说，意味着饮食质量的提升。

③生酮能力。人类的体脂率，比其他动物要高得多。但身体储存这么多脂肪，代价非常大。它本身会消耗能量，还会降低行动速度，不利于狩猎和逃生。而体脂率高带来的好处是：人类可以适应长时间断食，在无法猎杀到大型动物，也没有其他食物的时期，还能通过燃烧身体脂肪获得能量。对我们祖先来说，"生酮能力"也是一种进化优势。人类燃烧身体脂肪的时候，可以快速产生大量酮体。它可以为大脑等器官提供能量，并抑制饥饿、保护肌肉。在没有食物的时间里，"生酮能力"帮我们祖先更好地提供能量、保护肌肉、挺过苦难饥寒时期。因此，研究人员认为，"生酮能力"是人类大脑进化的重要优势之一。

从灵长目动物基因组的某些特定区域，可以一定程度上判断这种动物的饮食适应能力。对人类、黑猩猩的身体脂肪染色质进行的比较分析表明：人类的基因组更适应高脂肪饮食，而黑猩猩的基因组更适应高碳水饮食。对于人类来说，以动物性食物为主，尤其是高脂肪的动物性食物，会促进营养性生酮状态。研究人员指出，近年来，生酮饮食体现出越来越多的健康益处，是人类适应脂肪代谢的体现。

④Ω-3 脂肪酸代谢能力。众所周知，Ω-3 脂肪酸是人类的必需氨基酸。动物性 Ω-3 脂肪酸，对人脑的进化具有至关重要的作用。遗传基因证据表明，人类利用植物来源的 Ω-3 脂肪酸的能力到很晚的时期才略有增加，这表明植物性饮食在此之前并不常见。在非洲，直到 8.5 万年前才发现人类利用植物来源的 Ω-3 脂肪酸的能力有所增加。在欧洲，直到 1 万年前，才出现类似的变化。总之，人类很晚才进化出代谢植物来源 Ω-3 脂肪酸的能力，也说明人类在进化史的绝大部分时间内以吃肉为主。

⑤根茎类代谢适应。我们的祖先不能靠土豆、红薯为主要食物来源吗？对现代人来说可以，对我们的祖先却不行，因为生理上没有那个代谢能力。主要食用根茎类的群体，在淀粉和蔗糖代谢、叶酸合成相关的能力必须很强。此外，对我们的祖先来说，根茎类中的某些成分是具有毒性的。遗传基因证据表明，人类对根茎类植物毒素的解毒能力，是在晚期才逐渐进化出来的。因此，在此之前，根茎类植物并不太可能是人类的主要食物来源。

⑥脂肪细胞形态。不同动物的脂肪细胞有着不同的形态特征。食肉动物、反刍动物的身体脂肪细胞往往又小又多，而普通食草动物的身体脂肪细胞往往又大又少。食肉动物、反刍动物每千克身体脂肪组织中，脂肪细胞的数量是一般食草动物的 4 倍。与其他灵长类动物相比，人类的脂肪细胞更像食肉动物，也就是脂肪细胞尺寸更小、数量更多。也就是说，这样的细胞形态，说明人类在进化中更像是长期遵循以脂肪和蛋白质为主

的饮食，而不是以碳水化合物为主。

⑦肠道形态。一般来说，食肉动物小肠更长、大肠更短；食草动物小肠更短、大肠更长。小肠主要负责吸收碳水化合物、蛋白质和脂肪，大肠主要负责发酵膳食纤维，转化成脂肪酸。与牛羊、黑猩猩等食草动物相比，人类的小肠更长、大肠更短，更符合食肉动物的肠道特征。食草动物需要通过发酵食物中的膳食纤维获取能量，而人类可以通过吃肉获取足够的能量。

⑧维生素。人类健康需要充足的维生素。动物性食物中富含各种维生素，而植物性食物往往缺乏各种维生素。动物性食物中的维生素常常是植物性食物的几倍。

考虑到生物利用度和营养素活性等因素，动物性食物明显更有营养。维生素 C 在植物中较为丰富，但即使是几乎不吃植物性食物的族群，也可能不影响健康。现代人对维生素 C 的需求量增大，与碳水摄入量较高有关。人类进入农业文明以后营养水平下降，对营养素的缺乏也开始显现。只有在以植物性为主的饮食中，"食物多样性"才具有必要性。

⑨淀粉酶。唾液淀粉酶是将淀粉降解为葡萄糖的酶。食用淀粉越多的族群，唾液淀粉酶相关基因拷贝数越多。考古学家发现，50 万～60 万年前的人类祖先中，唾液淀粉酶相关基因拷贝非常少，意味着我们那时的祖先很少吃淀粉类食物。而且，关于唾液淀粉酶相关基因的实际功能性，以及其出现的具体时间都不明确，无法用于评估淀粉类食物对人类进化的影响程度。综上所述，从生理学层面的不同角度，论证了人类吃肉的重要性和必要性。

⑩咀嚼器官。与黑猩猩相比，人类咀嚼器官的尺寸变小了，

摄食时间也变短了。在人类中，花在咀嚼食物上的时间大约占日常活动的 5%，而黑猩猩的这一比例高达 48%。这些变化，与饮食中肉类比例上升、石器利用增加同步。咀嚼是对付高纤维植物的方法，以植物为主要食物的物种，需要不断咀嚼，把坚硬的食物捣碎，使其变碎、变软，加速消化。而肉类食物能量密度高，不需要花那么多时间咀嚼。石器工具的使用，进一步减少了对咀嚼系统的使用需求。

⑪体型。与更早期的古人类相比，我们的祖先进化出了更大的体型。大块头不一定是好事，有时要付出代价。对直立人来说，更大的体型意味着在树上移动灵活性的下降，因此不利于果实采集。人类进化出的一系列身体形态特征，也更适应于耐力长跑，很适合追捕式狩猎。不过，考古学家发现，这个时期的直立人的肩膀已经进化出对投掷标枪动作的适应能力，这是与狩猎相关的另一个特征。有趣的是，人类的体型在更新世中期达到顶峰，现代智人的体型比旧石器的祖先更小。因为在旧时代晚期，大型动物减少，人类不得不依赖更多的植物性食物，导致整体营养水平下降。

⑫断奶的年龄。在灵长类动物中，如猩猩、大猩猩和黑猩猩，断奶年龄在 4.5～7.7 岁之间，但在狩猎采集社会中，人类的断奶年龄要低得多，为 2.5～2.8 岁。考古学家发现，断奶时期与食肉性水平密切相关。灵长目动物中，吃肉越多，断奶越早。

哈佛大学人类学家理查德·兰厄姆（Richard Rangham）认为，烹饪造就了人类。烹饪为人类提供了能够驱动较大的大脑所需要的能量。

人类进化过程中一个最重要的趋势，就是在过去的 200 万年间，大脑的尺寸一直稳步增长。很多读者知道，人类的演化经历了数百万年的岁月，在这个漫长的过程中，人类种群的新陈代谢体系悄悄地发生演变，并趋于相对稳定。现代人的大脑比其他任何灵长目动物的大脑都要大。大脑是非常消耗能量的器官。人脑虽然只占体重的 2%，但在静息状态下也要消耗 20% 的能量。这些能量大部分用在人体神经生物电信号与信息传递突触上，突触将神经细胞连接起来，这是实现大脑功能的基础。

肠道消耗能量的程度几乎可以和大脑相提并论，然而，尽管我们的颅容量比同体型的灵长目动物的平均颅容量大，但我们的肠道容积却小很多。进化通过削减肠道容积而将多余的能量用在大脑所需要能量供给上。兰厄姆推测，烹饪提升了食物的能量值，从而让容积更小的肠道可以为进化中迅速增长的大脑提供足够的能量。如果把肠道想象成一个燃料箱，那么烹饪就相当于增大了燃料的辛烷值，同时，人类也从运行速度更快的"引擎"中受益。最近有一项研究比较了类人猿和人类的代谢速率，结果意外地发现人类代谢速率比黑猩猩要高 27%。所以说，人体不仅需要高辛烷值的燃料，而且还需要燃烧得更快。在重量相同的情况下，人类的能量"预算"要比黑猩猩更高。人类把多出来的能量都用在什么地方呢？这个地方，就是思考。或许最能说明我们是烹饪动物的证据，就是大脑生长和烹饪具有密不可分的关系。在人类进化的过程中，我们肠道容积的缩小和颅容量的增大差不多是同时进行的。

食物、牙齿与健康

加拿大有一位著名的牙科医师，为寻找"完美牙齿"而找到了"完美食物"。他叫卫斯顿·普莱斯（Weston A. Price）。

1870 年，普莱斯出生于加拿大安大略省，在一个占地 200 英亩的农场里长大。在他的家族中有两名医生，所以普莱斯从小就耳濡目染，立志当一名好医生。在他坚持不懈地努力下，考进了密歇根大学安娜堡分校，主攻牙科专业。1894 年，他非常顺利地在美国中西部的北达科他州开启了自己的牙医生涯。本以为日子就这样平淡而充实地过下去了。不幸的是，没过多久，一场"伤寒"病袭击了他，让他差点丧命。他的大哥艾伯特（Albert）为了让弟弟身体完全康复，就把他带回到安大略省的老家。在那里，有清新的空气、温暖的阳光、干净清澈的水，还有野生的三文鱼和野生树莓等。总之，在这样的环境和饮食下，普莱斯的身体得到迅速的恢复，让他从心里第一次对营养与环境有了特别的关注。不过，当时的他还没有把这些和牙齿健康联系起来。接下来发生的一切，让他的想法开始发生极大的转变。

1897 年，普莱斯遇到了妻子弗洛伦斯·安东尼（Florence Anthony），一位后来陪他走遍世界的"知己"。紧接着在 1898 年的 9 月，他们的儿子唐纳德·普莱斯（Donald Price）降生了。为了让生活更好，普莱斯和妻子搬到了美国的俄亥俄州的克利夫兰，在那里开了一家属于自己的牙科诊所。他每天的工作简单而又繁复，每天都在跟不同人的牙齿打交道，钻孔、清理细菌、填充牙齿……

在治疗牙患的过程中，普莱斯逐渐注意到一个现象，就是牙齿问题只增不减，尤其在年轻人的群体中，包括蛀牙、不正确的下颌骨发育、弯曲的牙齿和牙周炎等问题有增无减。有些患者尽管非常注重牙齿健康，每天都刷牙，经常使用牙线和漱口水，依然还是出现这些问题，让普莱斯感到非常地难以理解。他开始把问题的关注点，转向了牙齿本身的健康上。那么，到底是什么在悄悄损害牙齿呢？

普莱斯开始怀疑牙齿的健康与患者吃进去的食物有关。毕竟，食物才是牙齿每天都要接触到的东西，他们都吃了什么东西呢？到底怎样吃才能够保证牙齿健康呢？正当他为这个问题所纠结的时候，一场意想不到的事情，又降临到普莱斯的头上。

1914年5月，普莱斯的儿子快满16岁了，这是一个聪明有趣的小伙子。但是，即便是牙科医生的儿子，却也出现了龋齿问题。无奈，为了让儿子牙齿不再疼痛，普莱斯给他做了牙根管治疗，本来想着一切都会好起来的，可是天不遂人愿。治疗2周之后，儿子唐纳德突发心脏病，不幸去世了。这让普莱斯万分悲恸，他根本没有想到，仅仅是做了一个牙根管治疗，就导致了儿子的死亡。

他开始疯狂地思考和研究，想要彻底了解牙齿疾病与人体健康之间，到底有着怎样的关联。他把受过感染的牙齿移植在健康兔子的皮下，兔子几周后就因为各种病症死亡，如心脏病、肺部问题、肾病、关节炎症等。为了对比，他又把无菌硬币、无菌玻璃片、未感染的天然牙齿（比如拔掉的智齿），移植进健康兔子的皮下，兔子都能健康地活着。这让他重新审视牙齿疾病问题，看起来"牙病"并没有那么简单，一旦牙齿受到感染，可能会影响全身系统。或者牙齿出现问题，就是一个人身体健康系统出现危机的"预警"标志？总之，这一切都推动着普莱斯重新认识牙齿疾病，极大地提高了其对牙齿健康重要性的认识。

岁月如梭。1930 年，普莱斯和妻子抱着寻找与研究的目的开始寻找世界上的"完美牙齿"，以及能让牙齿保持健康的"完美饮食"……

普莱斯和妻子访问了五大洲的 14 个国家。所探究的群体包括瑞士的隔离山庄、北美洲和南美洲的印第安部落、非洲部落、新西兰毛利人等。他们惊喜地发现，"完美牙齿"是存在的。但是，当遇到现代饮食和这些部落族群中的传统饮食"碰撞"时，人们的牙齿就会出现各种各样的问题……

普莱斯到访过一些北美印第安相对比较孤立的部落，这里的人体格强壮，以捕获各种野生动物为食，他们对动物的器官肉尤为喜欢。他们的牙齿形状和结构都发育得非常完美，在很多次走访中，普莱斯几乎没有见到过一例蛀牙状况。但是，当他继续探访，进入那些和现代食物接触较多的群体后，发现龋齿问题不断增加。比如，在北温哥华的一些印第安人群体中，很多都已经拥有了现代化的便利设施，还有现代食物，在研究组 8～15 岁的孩子中，龋齿率占比 36.9%，这是相当惊人的。

普莱斯一行人到过阿拉斯加，在那里走访了很多爱斯基摩人族群，这些人每年会捕上大量的三文鱼作为储备食物，储存的方式有很多种，比如晒成鱼干、冷冻，或者干脆浸入准备好的海豹油中（这些油里面的维生素 A 含量极高）。除此之外，他们还很喜欢吃驯鹿肉，偶尔可以吃到一些海带、海藻，另一些重要的食物来自海洋动物的器官（心脏、肝脏等），他们还会特意去吃鲸鱼皮肤下厚厚的脂肪。在白令海（即太平洋最北边的海）沿岸，普莱斯研究了一大群非常原始的爱斯基摩人，他们与现代文明的联系非常少，在这组人群共计 820 颗牙齿中，只有 1 颗蛀牙。然而，在有些已经接触到现代食品的族群中，龋齿率却在屡屡攀升。

在非洲约 6000 英里的旅程中，普莱斯一行走访了 30 多个不同部落，其中有些部落一例蛀牙也没有，有的部落非但没有蛀牙，牙齿发育都惊人的好，长得很整齐。他们的饮食有很多相似之处，比如马赛人，几个世纪以来，他们的食物在很大程度上依赖于牛奶、肉类和血液，这些食物为他们提供了丰富的矿物质和特殊的维生素，包括脂溶性维生素和水溶性维生素。在马赛部落中，普莱斯对 88 人中的 2516 颗牙齿进行了健康数据收集，其中只有 4 人患有龋齿。在乌干达南部的 Muhima 部落，生活在那里的人以肉类、血液和牛奶为主食，普莱斯对 337 人的 1040 颗牙齿进行研究，没有发现一颗龋齿。肯尼亚一个名叫 Maragoli 的部落，生活在那里的人大都非常强壮，身体发育良好，他们的食物主要是大量的鱼肉，当然，还包括一些自种的谷物和红薯。普莱斯查看了其中 19 人的 552 颗牙齿，发现只有 1 颗龋齿。

托雷斯海峡，位于澳大利亚与新几内亚的美拉尼西亚岛之间，其中有很多岛屿，岛上的很多群体，坚持着他们传统的饮食方式，即以海洋生物，比如鱼类，或者贝类食物为主，这些群体位于海洋中有充足海洋动物生命的区域，他们没有发生过恶性疾病，并且几乎没有蛀牙。然而，当一部分人开始尝试现代饮食后，他们都会出现典型的身体退化现象，比如丧失对龋齿的免疫力，对疾病的抵抗力也开始下降。传统的毛利人，通常以肉类食物为主，尤其是海鲜类，比如鲍鱼、贻贝、鳕鱼、鳗鱼等，当然还有海豹、羊肉可以果腹。他们会将肉放在加热的岩石上烘烤食用，多余的海鲜会晒干后储存起来。生活在比较寒冷地区的人，几乎没有什么植物类食物，蕨根属于他们能吃到的一种。自从发现新西兰以来，原始的毛利人就拥有非常好的牙齿，还有健康的身体。但是，当这些人从他们的本地食物转向现代文明的食物时，他们就会崩溃，这些食物主要有白面粉、罐头和果酱等，很多族群的青少年，有一半以上都出现了龋齿。

普莱斯走过的路途，见过的人群，远比书中呈现的要多得多，他遇到了自己一直梦寐以求的美丽牙齿，没有任何腐烂，在这些拥有健康牙齿的人身上，他一并看到了健康的体魄，还有强大的抗病能力。他考察当地文化，仔细检视这些地方原住民的饮食与健康状况后，一次又一次地发现，这些地区的原住民中，没有美国或其他先进国家极为常见的慢性疾病和身体缺陷。他也观察到，这些原住民一旦放弃原有的饮食、拥抱现代饮食习惯后，很快就会出现先进文化中常见的健康问题。由此可见，人类的饮食从古到今不是越来越健康，而是变得越来越不健康。在这种饮食不健康的大环境下，凡有医学营养常识的人都会质疑：对人类进化、经过几百万年时间形成的或检验的，经过了无法统计的实践检验（无限数值）对食物作出安全风险评估的结论，在21世纪之初，仅仅依据几十年有限的医学试验数据就可以推翻这个结论，不免有些荒唐。然而，这些让他感到兴奋，急于想把这一切告诉世人……

1939 年，当旅程结束后，他把自己的职业研究，连同所见所闻汇总写成一本名叫《营养与身体退化》（*Nutritional and Physical Degeneration*）的书。他所揭示的这些群体当中，很多人不只没有蛀牙，也没有退行性疾病，没有癌症，也没有结核病，甚至很多人从不刷牙。我想，你最关心的，莫过于到底是什么样的饮食，才能对牙齿更好呢？不能一概而论，但总结下来，你会发现这些饮食都有几个共同特点：

（1）没有低脂食物，但是植物油非常少。没错，这些人所食用的食物里含有足够的脂肪，且大多数都是动物油脂，不管是来自牛羊，还是来自海豹。总之，他们不惧怕这些脂质，并且非常享受。饮食脂肪占比从 30％到 80％不等，相反，在传统饮食中，几乎没有我们现在常吃的植物油，更别提劣质的反式脂肪。

（2）几乎等量的 Ω-3 和 Ω-6 必需脂肪酸摄入量。他们的饮食中，没有像咱们现代人一样大量地摄入 Ω-6（主要来自常见的草本植物油，比如大豆油、玉米油、葵花籽油等）。而且 Ω-3 摄入足量，和 Ω-6 的摄入比例处于基本均衡的状态。

（3）包含优质的蛋白质和脂肪，微量营养素丰富。在传统饮食中，包含了很多优质的蛋白质和脂肪，比如海鲜、驯鹿等，而且他们在吃肉过程中不只摄入肌肉和脂肪，还包括各种器官肉（肝脏、眼睛、头部等）和动物血液。这些食物所含有的微量营养素丰富，很多矿物质和脂溶性维生素含量比现代饮食都高出许多。

（4）很多植物经过发酵后被摄入。比如种子、谷物，很多群体都把它们经过发酵处理后才食用的，这个过程能自然增加非常多的益生菌。

（5）没有素食主义者。所走访的群体中所有人的饮食中都含有动物食品，甚至有的群体不吃素食。

但是，一旦这些人接触现代化的食物，比如馅饼、蛋糕、炸薯条、面包、饼干、果酱、白米饭、大豆油、玉米油、低脂牛奶、精制糖等，龋齿就开始出现，并且加剧恶化。普莱斯一针见血地指出：现代饮食不仅伤害牙齿，而且缺乏传统饮食能提供的充足营养，而这些营养恰恰是塑造"完美牙齿"的关键。普莱斯用自己的研究，向世人揭示了一个真相。

如今的这个世界上，不知道有多少类似普莱斯这样敬业的医生，但是蛀牙、牙周炎、牙齿畸形等问题却依然愈来愈严重或不可收拾。不能不说，让越来越多的人都听一听这个真实的故事，那是多么有意义的事情。

进化带来的演进失调

当你生病了，可能不会去找一位进化生物学家给你看病。但哈佛大学进化生物学教授丹尼尔·利伯曼说，他的研究领域能够帮我们理解：人们为何会生病？利伯曼在《人体的故事：进化、健康和疾病》一书中说："如果患了心脏病，患者需要马上接受治疗，而不是去上一堂人类进化课。如果我患了心脏病，我也希望我的医生专注于对我进行眼下的治疗，而不是关心人类的进化。但是，我们没能预防那些可预防疾病的主要原因，是我们的社会没有充分考虑人类的进化。进化解释了我们的身体为什么是这样的，因此也提供了避免生病的线索。我们为什么这么容易变胖？我们为什么会背疼？研究人体的进化能帮助我们理解我们的身体是怎样的，它有哪些是适应不了的。"

人类如今患的许多疾病被进化生物学家称为"不匹配的疾病"，之所以生病是因为我们身体不适应如今的生活环境。几百万年的自然选择给我们留下了一个经常运动、吃肉、吃高纤维和碳水化合物的身体。但随着科技进步，人们开始追求富足和安逸生活。如果你尝尝打猎、采集时代的人吃的食物，就会觉得这些食物没有什么甜味。大部分野果都只有胡萝卜的甜度。人类喜欢甜食，但很久以前我们能得到的唯一甜食只有蜂蜜。随着社会的发展，人们能获得的甜食种类增多，然而身体却接受不了那么多糖分，所以就生病了。原始人大约每年仅消耗6~10磅糖，而当今人们每年消耗将近100磅糖，况且我们的运动量远远小于原始人。

更糟糕的是，我们对不匹配疾病做出反应反而使它们变得更顽固、更普遍：制药企业很聪明，发明了治疗许多疾病的药物。但是这些药物能做的都只是减少症状，由于没有解决病因，反而让人类陷入一个恶性循环，这些药物带给我们心理安慰，却让我们进食更加无所顾忌。

进化使我们身体的各种功能变得均衡，但如果生活的环境要求我们某一方面的能力突出，我们就需要对相关器官施加压力，对它加以锻炼。工程师在设计大桥、电梯和机翼时，都把这些产品的承载能力设计为预计承重的数倍。这样虽然会增加建造成本，但也是合理、必要的。那我们的身体呢？

我们的祖先在非洲生活了 100 万年以上，进化使他们的身体和行为适应缓慢变化的环境条件，也就是我们所说的自然选择。偶然尝试新的功能，保持什么样的工作（适应性）和抛弃那些不适用的功能，自然选择增强了个体在另一个环境中生存的能力。

然而，约一万年前原始农业的发明和发展打乱了人类如乌龟般的适应步伐。定居的生活导致新的食物、疾病和风俗习惯迅速出现。因此，利伯曼认为，不匹配的疾病加快了从狩猎和采集向农耕文明的过渡。

250 年前，工业革命加速和社会文化变化使我们的身体更加不适应环境。正因如此，现代人类才会患肥胖、2 型糖尿病、冠心病、骨质疏松症、高血压和某些癌症，同样，还有哮喘、过敏、慢性失眠、焦虑和抑郁、足弓下陷、近视和背部疼痛。所有这一切都说明，人类生活的营养失调了。

自然选择缺乏时间去纠正那些错误的搭配，因为人类文化的进化比生物本身进化要快很多。因此，利伯曼提出了一个新名词：演进失调。

这并不意味着人类的倒退或所有我们来之不易的适应演进已经失去了价值。虽然利伯曼十分认可现代药物和手术，但他认为这些药物和手术就像"创可贴"，不能从根本上解决或预防问题。

人类智人家族的最早部落，现已经考古研究证实，起源于距今 20 万～40 万年前，由非洲旧石器时代的觅食者进化而来。他们的骨骼、基因和我们一样。对于这部分人，研究人员通过对其遗物、骨骼遗骸的研究以及对狩猎群体的检查掌握很多信息。这些人很健康，他们跑步像马拉松运动员，他们有营养、健康的饮食，他们能很好地适应环境。虽然他们可能会受传染病和寄生虫的影响，但即使在年老时，他们依然不会被富裕社会的慢性疾病所影响。那么，我们如何才能像他们一样不受现代社会慢性疾病的影响呢？让我们从利伯曼教授的分析中找出答案。

和狩猎时代猎人的健康状况相比，我们身体到底出现了多大的问题？同时，有哪些证据可以说明这些问题，包括那些由进化不匹配造成的疾病？

举个例子。一个现代人的体重指数（BMI）为 25.4，在超重边缘。虽然算不上肥胖，但比狩猎者更重。现代研究认为猎人的平均 BMI 为 21.5。在博茨瓦纳的女布须曼人（非洲原住民桑人）为 18.2。对于布须曼人和其他狩猎者来说，收缩压范围为 100～122 mmHg，这低于发达社会的正常值。据调查，处于相同年龄段的采集狩猎者没有高血压，也没有动脉硬化、心绞痛、心电图异常或心脏病等。

"这也说明他们极不可能患糖尿病"，利伯曼补充说。2007年，美国古人类学家博伊德·伊顿（Boyd Eaton）等研究报告指出，糖尿病有种先兆，即胰岛素抵抗（指肝脏、肌肉和脂肪等周围靶细胞对胰岛素生物效应的反应性降低，常常伴有高胰岛素血症），这在采集狩猎者身上几乎没有甚至不存在。人类定居在城市地区之后，如澳大利亚原住民反而普遍超重或患糖尿病。20 世纪 70 年代末，澳大利亚研究员凯琳奥迪进行了一项模拟原住民回到灌木丛几周的研究。像他们祖先一样靠袋鼠瘦肉、鱼和野生山药为生，研究结束后不仅体重减轻了，而且他们的血糖水平及糖尿病的其他指标也大大降低了。

那焦虑和抑郁呢？"在这方面没有对猎人的相关研究数据，"利伯曼说，"那为什么我们假设这是一个错配？因为压力水平上升，活动少和睡眠不足以及现代的饮食都已被证明对人的心境有影响。我认为慢性失眠也是一种错配病，但从来没有人研究过狩猎者的失眠状况。"

利伯曼把猎人看作从不休息的职业运动员。撒哈拉以南的热带，人们会在玩耍后赤脚跑步并觅食，他们每天跑 8～16 千米。如果他们的后裔不这样做会发生什么呢？"缺乏定期身体活动是很多错配病的一个最根本原因，"利伯曼说，"那将会在女性狩猎者中导致很罕见的高血压、心血管疾病和骨质疏松症。"在考古中发现，女性狩猎者骨头并没有显示骨质疏松。一个女人的骨骼强度受她长大后所受冲击力以及负重活动的强度影响。

20 世纪的学者常说，猎人总是抽时间躺地上，没有多余的食物，他们需要保存自己的能量。"在这种情况下，休息变成一种必需的适应行为，因为它允许你的身体将剩余的能量转化为可储存的脂肪被使用。"

利伯曼推测，今天的人们没有积极地锻炼，他们可能找借口说因为他们需要大量的休息。事实上，活动和休息是互补的，狩猎者能把体力消耗与营养补充巧妙地平衡，但是现在超重的人却没有合理地平衡。

最后，利伯曼对大众饮食作出评价。他说，现在大多数人的食物远没有远古狩猎者的多，但消耗的能量却相当。我们的祖先从碳水化合物（淀粉和糖）中获取大部分的能量，大约三分之一的能量来自植物、坚果和种子，而我们的能量大部分来自加工食品和奶制品。旧石器时代的野生植物和水果纤维含量高，但是现在的蔬菜已被加工成低纤维的食品。"毫无疑问，蛀牙也是一种简单的不匹配。"利伯曼说。值得注意的是，在古生物标本中，只有在人类开始种植粮食、养奶牛后，蛀牙才是一种常见的牙齿病，而在采集狩猎者中几乎没有人患蛀牙。

原始人打猎并不是依靠短距离冲刺，而是更多地采取"马拉松"式的追赶，直到把动物累得筋疲力尽，再出击使之毙命。人的很多生理结构都是为了长跑而准备的，比如发达的汗腺和特殊的肌肉类型等，短距离冲刺恰恰是人的弱项。原始的男人打猎养家，以肉为食，女人在家照顾孩子，母子关系密切，大伙群居在洞穴里，真正锻炼的时间很短，高强度的狩猎却给予原始人强壮的体质。

完美食物的骗局

俗话说"百菜"不如"白菜"。这一观点暂且不论正确与否，但反映了民间对"白菜"价值的充分肯定。白菜的价格相对低廉，但是其营养价值却不可忽视，是其他蔬菜无法替代的。千家万户的人中，有谁不吃白菜呢？

白菜，属十字花科芸薹属叶用蔬菜，原产于中国北方，现全国各地均有栽培。19世纪传入日本和欧美。

白菜种类很多，含有丰富的粗纤维，不但能起到润肠、刺激肠胃蠕动的作用，还有帮助消化、促进大便排泄的功能。对预防肠癌有良好作用。秋冬季节空气特别干燥，寒风对人的皮肤伤害极大。多吃白菜，可以起到很好的护肤和养颜效果。

白菜中含有微量元素，能帮助调节与乳腺癌相联系的雌激素。美国纽约激素研究所的科学家发现，中国和日本妇女乳腺癌发病率之所以比西方妇女低得多，与其食用白菜有关。白菜含有一种能帮助分解与乳腺癌相关的雌激素的化合物：吲哚-3-甲醇。白菜含有丰富的水分和维生素，常吃白菜不但可以补充身体流失的水分，其所含的维生素C、维生素E还具有抗氧化功能，能预防皮肤色素沉着，养胃生津、清热除烦。将白菜捣烂取汁与百合、麦冬加水煎温服，可治疗胃阴亏虚引起的胃隐痛。白菜的膳食纤维丰富，可以加快新陈代谢，预防便秘和皮下脂肪堆积；可以刺激肠胃蠕动，促进肠道中废弃物排泄，有助预防便秘和大肠癌。但是，白菜性偏寒凉，不适合胃寒腹痛、大便溏泻及寒痢患者。而且白菜的营养价值低，长期食用白菜而不辅以营养丰富的肉类会导致营养摄入不充足，甚至会引起营养不良。

世界上从来没有完美的食物，营养学也不需要完美的食物。营养学强调均衡，所以每日膳食需要尽量多种类的食物合理搭配，才能达到营养均衡。

从刚刚介绍的白菜的例子，可以看到每一种食物都有所长也有所短，营养学的核心是根据人体健康需要，研究怎样把各种食物合理地搭配起来，通过烹饪变成美味佳肴，既降低食物成本，又要美味可口，以满足身体新陈代谢的需要。

食物是选择出来的，食品（菜肴）是创造出来的。从食品安全角度来评价，烹饪就是一种创造。吃肉，从来就是令人思考和心旷神怡的事情。如果我们会用哲学的、辩证的观点，来分析肉类与人类的联系，对于肉类与健康、肉类与历史、肉类与社会、肉类与未来，就会拥有一个准确的认知。就好像吃河豚一样，只要掌握对的方法，清除毒素，就永远不会再对河豚、肉类等食物产生任何责备和苛求，不会用一种倾向掩盖另一种倾向，能够科学地评价肉类的是非功过，可以尽情快乐地享受美食。

第四章

基因的自由、选择和偏爱

在细胞核中存在着由核酸构成的信息储存器，这就是基因。基因给人以神秘感，在于其看不见摸不着，却又操控着物种的属性、特征和行为的特性，对于人类来说，基因可能还操控着心智与思维。

基因选择吃肉，不是一见钟情，而是由于物种的进化过程中逐渐发生的基因变异。杂食是人之属性，乃基因表达，经历由不稳定到稳定的过程。人类选择吃肉，由生物味觉基因与嗅觉基因联合下达了吃肉指令，这就是人类为什么吃肉的本质。

经历上千万年的进化，由于物种间的生物竞争、优胜劣汰，人类保留与形成了属于自己的遗传信息。食物种类繁多，为什么人类选择吃肉，这与人体基因的选择是否有关呢？

基因为什么选择吃肉呢？这是一个鲜为人知的秘密。

神秘的基因

人们常说，"种瓜得瓜，种豆得豆"。任何生物都能通过遗传信息把自己的特征传给后代。人类的遗传也是如此。生物基因的神奇之处，不仅在于有调控个体生理的作用，能决定生物外表的各种特征，还在于其能决定个体的性格与脾气。比如有人活泼、有人沉稳、有人豪爽等。

自古就有性格决定命运之说，所以人类的历史上才出现了命运迥异的各类名人。不同的性格大部分是由后天环境造成的，但不可忽视先天基因的决定性作用。

早在 100 多年前，奥地利科学家格雷戈尔·孟德尔（Gregor Johann Mendel）在花圃里做豌豆试验时发现，所有生物的体征和外形都由一种化学的遗传因子所决定。这种化学的遗传因子，就是后来由美国生物学家托马斯·亨特·摩尔根（Thomas Hunt Morgan）定义的"基因"。1933 年，摩尔根由于发现细胞染色体在遗传中的作用，而获得诺贝尔生理学或医学奖。染色体是基因的载体。摩尔根和他的团队还推算出各种基因在染色体上的位置和基因排列，从此诞生了基因学说。在此之前，人们已用基因来解释和治疗疾病，但是从没有用基因来诠释与判定人的性格和气质。

20 世纪 90 年代，荷兰科学家就发布了一项研究报告：一个荷兰家族，家族中的大部分男性成员都具有一些奇怪的攻击性，如强奸、纵火、裸露等。这个家族的很多男性成员的愤怒临界值似乎非常低，在常人看来根本不值得一提的挫折和压力都会激发这些人莫名的疯狂，甚至殴打激怒他们的人。在对这个家族人员进行遗传分析研究后，发现这个家族的男性体内缺少一种编码单胺氧化酶的基因。这种酶的作用之一，是降解包括去肾上腺素、血清素和多巴胺在内的神经递质。氧化酶的缺失导致神经递质在体内积累。研究者认为正是由于这一基因的缺失，才诱发这些男人攻击性格的形成。此后，科学家们不断发现基因与性格存在的关联证据。人体第 11 条染色体上的基因 D4DR 对人的性格有着不可忽视的影响。D4DR 是通过本身携带的遗传指令，在人体大脑上形成了一种受体，接受神经元表面的多巴胺，激起人探索和冒险的欲望。现在，已经发现 D4DR 基因可决定人的复杂性格。

经过多年研究，科学家们发现影响人性格的 D4DR 遗传基因有着不同的形式。脑部的 D4DR 基因较长的人，在敢于冒险、追求新奇方面的得分较高。这些人容易兴奋、善变、激动，性情急躁，喜欢冒险，比较大方。D4DR 基因较短的人，得分较低。他们喜欢思考，忠实、温和，个性拘谨，恬淡寡欲，并注意节俭。同时还指出，遗传对人的性格有不可忽视的影响。因此科学家们能够根据他们呈现的不同性格，为不同的人匹配不同的职业类型。

人类有多少个基因呢？人类基因组约由 3 亿对核苷酸组成。除了编码蛋白质和表达调控元件外，还有大约 90％的非编码区。然而，后来发现这些区域可以转录成多种小 RNA，例如微 RNA 基因。虽然不编码肽，但在基因表达中起着必要的调节作用，并与身体的生理学和病理学密切相关。目前已明确，蛋白质多肽的数量为 20 万～30 万，其中超过 2 万个基因可以通过序列分析推断出蛋白质的一级结构，即氨基酸序列。1998 年，基因组研究机构已鉴定出人体大约有 12 万个基因。其实这个数据还没有黑猩猩多。

每个细胞中都包含人类的全部基因，但在同一时间里，只有少量基因处于活跃状态。能够编码蛋白质的基因，在基因组中所占比不到 2%。一个基因只对应一个属性特征。每个基因都指导一个或多个蛋白质合成的蓝图，如怎样合成一个执行细胞工作的酶。基因也为细胞生存所需的所有结构成分提供指令。每个细胞里都包含一组完整的基因，但不同的基因在不同类型的细胞中活跃程度不同。例如在一些小肠细胞中，指导合成消化酶的基因很活跃，但制造指甲和头发角蛋白的基因却处于沉默状态；在身体的某些脂肪细胞中，制造代谢脂肪的酶的基因就很活跃，而消化酶的基因则处于沉默。初步研究揭示，营养素也会参与基因的激活或抑制。

基因并不具有普遍的决定性或者说它不是一切行为的根源，而只是意味着发生的概率。特定的基因变化可能会改变某种特定行为出现的概率，而更大的可能是，许多基因的微小差异会与环境相互作用，增加或降低某种特征的出现概率。基因在每一代中都会发生变化，而且这种变化大多是微妙的，不一定可以对性状产生影响。

基因是具有遗传效应的 DNA 片段，是决定生物生存的遗

传信息的储存器，这就是基因的本质。基因不仅仅是一张生物
"建筑图纸"，用来决定生物的外在特征，而且承担着更多更重
要的使命。人之食性也是由基因决定的。

基因决定属性

基因的概念雏形，最初由孟德尔提出（"遗传因子"的概
念）。1909 年，丹麦遗传学家维尔赫姆·路德维希·约翰逊
（Wilhelm Ludwig Johansen）在《精密遗传学原理》一书中提
出"基因"概念。

随着分子遗传学的发展，1953 年美国科学家詹姆斯·杜
威·沃森（James Dewey Watson）和英国科学家弗朗西斯·哈
利·康普顿·克里克（Francis Harry Compton Crick），在剑桥
大学卡文迪许实验室共同发现了脱氧核糖核酸（DNA）的双螺
旋结构。两人由此与英国莫里斯·休·弗雷德里克·威尔金斯
（Maurice Hugh Frederick Wilkins）揭开 DNA 结构之谜，染色
体就是基因的载体。

基因，即具有遗传效应的 DNA 片段，是生物遗传物质的
最小功能单位，具有控制生物性状、变异和生理的功能。所有
的基因都连串排列于染色体上，并有其固定的位置。每个基因
由排列顺序互不相同的许多核苷酸组成。不同的基因有不同的
功能，并有其非常严格的专一用途，比如只有珠蛋白基因才能
控制珠蛋白的合成，别的基因对珠蛋白毫无作用。味觉基因能
控制相应味觉器官识别食物的味道，嗅觉基因能控制嗅觉器官
识别香与臭，所以说基因决定自己的偏爱。基因能够保持相对

稳定性，可以通过突变形成其他突变型，决定了人类的进化和遗传。

从现代基因学研究中已经知道，22万年前，原始人对肉的痴迷被写进基因中。生存让人类选择了吃肉，然而，最初食肉却有很大风险，人类随时可能会被肉类携带的细菌或者过高的脂肪及胆固醇杀死。可是肉类为人类提供了优质的蛋白质，奠定了人类繁衍的坚固基础。这时，肉类就成为人类不可缺少的食物，变得不可以替代。

从基因学角度来看，肉类基因与人体健康是怎样一种关系呢？美国亚利桑那大学西南中心凯洛格讲座教授——加里·保罗·纳卜汉（Gary Paul Nabhan）长期在美国与墨西哥边境从事建立可持续食物生态系统的研究，是最早提出通过饮食来控制糖尿病的学者。他拥有一个小型农场，用于实践自己关于可持续食物生态系统的理论。纳卜汉的著述颇丰，多部作品被翻译成阿拉伯语、西班牙语、意大利语、法语、韩语、日语等文字，并获得麦克阿瑟天才奖、兰南文学奖等多项大奖。

纳卜汉的作品阐述人类在不同地理环境影响下形成了自己的饮食体系，与远古族群基因存在共同影响，以及协同进化的过程。这就是人们常说的“外因和内因”关系。

在某些特定情况下，某个族群对食物的选择，能够改变其与生俱来的生物学特性，并且由此带来遗传层面的适应。比如古人类最初生活在原始森林中，适应了攀爬去采摘野果和嫩叶作为食物的生活方式。然而，在旧石器时代（几千万年前），由于地球气候骤变、时冷时热，以及地壳剧烈震动或火山频发，茂密的森林逐渐不复存在，原始人不得不逃离森林，长途迁徙，历尽艰辛，开始新的生活。在新的自然环境条件下，原始人寻觅食物，解决最迫切、最需要的生存问题。原始人从森林来到荒原上生活，可以说非常不适应，不仅食物缺少，而且随时会受到大型凶猛动物的侵袭和威胁。

为了寻找食物，也为了加快逃亡的速度和提升捕捉动物和狩猎的能力，原始人从爬行到站立行走，从采摘到捕猎，开始了从素食向杂食的演变。这种被迫地选择让古人类尝到了肉类的滋味和营养，逐渐形成了自己杂食的属性。

杂食，作为人类的食性，体现了人类进化的本质，外因是条件，内因是根本。人类食性之形成，既是基因适应环境而发生变异，又是基因选择之必然。在这个漫长过程中，人类的进化逐渐改变了基因的表达，比如人类对乳糖的耐受能力，就是基因在漫长的岁月里，为适应环境与生存而逐渐发生的变化。

基因是怎样通过调控使人类在漫长进化的过程中形成了对肉类食物的偏爱呢？

科学家发现人类的属性、感觉器官和基本行为等，统统均由各种基因调控表达。在人类众多的基因中，已经发现能使人类说话的基因，如果没有这个基因，人类的语言与文明就没有发展机会。在过去的 20 万年间，*FOXP2* 基因的改变，促使人类与其他生物朝着不同的演化路径发生演化。如果 *FOXP2* 基因损坏，就会造成罕见的语言疾病，语言文法的使用将出现问题。在人类进化进程中，变异的 *FOXP2* 基因具有"不断提高发音的动力控制装置的微调能力"。科学家在其科研成果中这样写道："这是人类独特的功能，帮助人类学会并协调肺部、喉部、舌头和嘴唇的肌肉运动，而这些对语言来说是必需的。"更值得读者深思的是，科研报告还特别表示："FOXP2 基因影响了人类许多器官的发展，比如大脑、肺和食管。"

生物体的各种性状和各种生理生化过程是相互联系和制约的，基因的作用亦然。一种基因影响了这种性状，又会间接地影响其他性状。中心法则告诉我们，基因指导合成蛋白质，生物的性状包括形态结构和生理功能方面的特征，而蛋白质是生命活动的主要承担者和体现者，从而说明了蛋白质与生物性状之间存在的因果关系。

基因通过控制酶的合成来控制代谢过程，进而控制生物体的形状。比如人类白化病就是由于体内酪氨酸酶缺乏，导致黑色素不能合成。基因还可通过控制蛋白质的结构直接控制生物体的性状。例如北美白种人囊性纤维病。囊性纤维病是北美白种人中常见的一种遗传病，其病因是编码 CFTR 蛋白的基因缺失了 3 个碱基，导致 CFTR 的第 508 位缺失苯丙氨酸，使 CFTR 结构异常，转运氯离子功能异常，导致患者肺功能受损。

此前的研究已经找到与饮食紊乱有关的基因，但对于健康人来说，基因的多样性是由于 DNA 一些微小的差异所导致的。在这项研究中，相关领域的专家分析了 818 名志愿者的基因特征，通过问卷调查的方式收集了他们的饮食习惯信息，发现一些与人们的饮食偏好之间具有明显相关性的基因。例如，一些催产素受体基因影响了人们对巧克力的偏爱；而与肥胖相关的基因则影响了人们对蔬菜以及纤维食物的摄取。此外，还有一些基因与盐类以及脂肪摄取有关。这一发现将会有助于精准医疗方案的设计和改进，从而帮助人们减少常见病的风险，例如肥胖症、心血管疾病以及癌症。

人体的中枢神经系统控制着感觉器官（如触觉、视觉、嗅觉和味觉），这些器官经常联合行动，对食物和烹饪作出判断，并且大脑记录了所有对食物安全、感官的评判信息。这种选择历经了千万年的演绎，经历一代又一代的基因选择、变异、巩固和遗传，最终决定了人类的食性。

一群原来住在树上的猿类，由于地球运动发生山崩地裂、自然蜕变和森林稀疏，古人类再也无法住在森林里，而不得不来到陆地，为觅食而流浪、迁徙和漂泊。为了生存与繁衍，他们学会了制造工具，学会狩猎，学会说话，具有了自我的意识。

以色列格舍尔-布诺特-雅各夫遗址是 80 万～100 万年前，古人类族群生活的洞穴。类似这种远古的大厨房，可以说为味觉基因与肉类创造了亲密的接触。此前味觉器官对肉类可能没有感觉，甚至还可能多少带有厌恶感。

虽然在远古还没有如今的肉类佳肴，但肉类经烧烤所释放出来的原始芳香，足以吸引生活在远古的人类。机体器官把味道、气味和触觉等感觉合并到了古人类的味觉里——这种感觉由外向内又由内向外，逐渐推动了人类的食性发展，使人类成为一种对肉类情有独钟的杂食性动物。

每个细胞都携带着基因遗传信息池，形成了自己家族的特征——无论是体质类型、新陈代谢、繁衍能力，还是体貌特征、食物选择、生活行为，及对环境的适应性，等等。这些都是由基因的表达所决定，一些基因由于变异而扩散，而另一些基因由于变异而消亡。

进化，是优胜劣汰，适者生存的过程。进化，是机体内因与外因合一作用的结果。内因的根本是基因的选择，揭示了一个简单的道理：人类进化的历史，就是人类吃肉的历史。

决定吃肉的"双胞胎"

基因怎样影响或决定人类对食物的选择？不知道读者是否有过这样的经历，明明知道某一食物对身体健康有害，但是还是想吃。这是为什么呢？

从对食物的选择和偏爱来说，最重要的感受器还是嗅觉和味觉。对生理细胞而言，感受器的背后有一个隐藏着的信息储备与调控机关。这个秘密机关就是感受器相对应的基因，如嗅觉基因和味觉基因。对人类选择食物，嗅觉基因和味觉基因就像一对特别喜爱吃肉的双胞胎。

2012 年两位加拿大科学家统计发现东亚人讨厌香菜的较多，有 21%；拉丁裔和中东地区讨厌香菜的人比例较低，分别只有 4% 和 3%。研究发现这是 11 号染色体上 rs72921001 的位点多态性的缘故。此外如果 OR6A2 嗅觉受体基因出现变异，这类人就会明显表现出对香菜的排斥，觉得香菜闻起来有似碱性肥皂味。

从源头上说，味觉包括酸味、甜味、苦味、咸味四个大类。酸、甜、苦、咸是基本组成，鲜味其实是复合味。科学家已确认与味觉能力相关的一些基因。苦味味蕾是口腔中最发达的味蕾，苦味基因也是味觉基因中种类最多的，达数十种，这也表明苦味基因是受到自然选择而被保留下来最多的基因，说明苦味基因对人类进化具有关键作用。比如苦味基因为 TAS2R16，这个基因强的人对苦味敏感，能尝出植物中常见的毒素——吡喃葡萄糖苷类。

2017年，来自西班牙马德里自治大学的博士后西尔维娅·贝西亚诺（Silvia Berciano）提出基因多样性理论。正是由于基因多样性，影响了大脑信息传递方式，能够为古人类优化自己的饮食，为完成自己的进化而作出食性的选择。

为什么不同人的口味与喜好各不相同？口味的不同是否与人的基因也有关呢？答案是肯定的，而且饮食喜好不只与味觉基因有关，而且还与嗅觉基因有关。

哺乳动物往往是通过舌头味蕾中的味觉受体来辨别味道，甜味物质与甜味受体结合便会产生电流刺激，令大脑感知这种味道。美国科学家曾在人类第四对染色体上鉴别出了与感受甜味有关的基因。而来自哈佛医学院的研究小组则通过小鼠实验，发现甜味受体的产生受特定基因控制。

大熊猫为什么对竹子情有独钟，却不爱吃肉？这也是与其基因有密切关系的。中国科学院院士贺林的研究重点分析了与大熊猫独特饮食习性相关的基因，其中，对大熊猫的消化系统及味觉基因进行了详细的分析，发现了非常有趣的现象——大熊猫本身没有能够消化竹子纤维的基因，消化竹子纤维主要靠肠道菌群，此外，大熊猫不爱吃肉主要是因为体内的 Umani 受体基因 $T1RI$ 失活，丧失了正常的生理功能，导致味觉传导出了问题，熊猫无法感受到肉的鲜味。

为什么不同人的口味和喜好各不相同？其实，口味与人的味觉基因有关。味觉是动物的基本功能之一，在一定程度上决定了动物对食物的选择。甜味和鲜味与碳水化合物、蛋白质等营养物质的摄入相关，而苦味味觉则能够防止动物摄入对机体不利的物质。因而，面对复杂的自然环境和食物来源，味觉在动物的进化历程中必然扮演着重要角色。到目前为止，有关甜味、鲜味和苦味基因的研究已经在多个物种中得以开展。大多数甜味和鲜味基因（*Tas1rs*）研究，主要着眼于食性特化物种中假基因的发现；苦味基因（*TAS2Rs*）的研究则主要关注于食性对物种间苦味基因数量差异的影响。

我国首次对味觉基因与食性的研究，始于狭鼻灵长目（Catarrhine primates）动物，开展甜味和鲜味基因适应性的进化分析，探讨了食性差异对基因进化的影响。古人类对食物的选择，起初是依靠人类对食物的感觉，通过人体味觉分辨食物味感，进而区别是毒物、药物或食物，于是得出结论：食物可食、药物限食、毒物拒食。至今还有许多生物既是食物又是药物，可见食物的选择，最初还是得益于味觉基因的贡献。

人类可以分辨几乎一亿种气味，但是却只能尝出 5 种基本味道：酸、甜、苦、咸、鲜。这是一切动物的味觉感知，这个感知是由味觉基因来决定的。味觉的受体来自舌头味蕾（Taste buds）受体细胞（Taste receptor cell）表达。

味觉决定了动物的摄食，味觉提供了动物对各种食物及其重要特征的感觉信息。由西南交通大学陈大志、叶春、李萍等学者研究确定，"五味"受体均由基因控制，味觉有五种基本感受形式，具体情况如下：甜味受体基因有 *T1R2* 和 *T1R3* 基因；鲜味受体有 *T1R1*、*T1R3* 和 *mGIR4* 基因；苦味受体有 *T2R* 基因；*PKD1L3* 和 *PKD2L1* 是酸味受体候选基因；*ENaC* 和 *TRPVI* 是咸味受体基因。苦味味蕾是口腔中最发达的味蕾，苦味基因也是味觉基因中种类最多的，达数十种，这也表明苦味基因是受到自然选择而被保留下来最多的基因，说明对人体有帮助。

2011 年 6 月，复旦大学的研究发现，中国人的 *TAS2R16* 苦味基因最发达，他们还推测出 5000～6000 年前，中国曾发生过大规模的自然筛选，凡是不能尝出有毒植物中苦味的人，均已经被大自然淘汰了。神农尝百草的典故就是来源如此，甚至发生在更遥远的时代。从而使得那些在旧石器时代已经生长的无毒或毒性很低的植物被保留下来并进化至今。

佛罗里达大学嗅觉和味觉中心的一位科学家称，与男性相比，味觉超常的能力在女性身上更为常见，而亚洲人和非洲裔美国人中味觉超常的人又比白种人多。科学家估计，在美国，大约有 15％的人是味觉超常人士。

2018 年，哥伦比亚大学查尔斯·祖（Charles Zuker）博士的实验室，在过去 20 年中相继发现小鼠味觉受体细胞中苦味、甜味、鲜味和咸味的受体，而只有酸味受体却一直没有定论。然而，酸味是如何从外周（舌头）传入中枢神经，对酸味产生感觉的，一直未被阐述清楚。Zuker 实验室通过动物体内研究，证实了 *OTOP1* 基因为酸的味觉受体，他们用 CRISPR 技术敲除了这一基因，发现小鼠的酸味味觉受体细胞不再对酸发生反应。

美国南加州大学艾米丽·利曼（Emily Liman）博士的实验室在 293 细胞和非洲爪蟾卵母细胞里表达 Otopetrin 蛋白，发现了 Otopetrin 家族成员的质子通道功能。他们苦苦追寻了 20 多年的味觉拼图，最后终于完成。

2019 年 9 月 19 日，这两个团队的两篇学术论文分别发表于国际学术期刊《细胞》和《当代生物学》。人类终于确认哺乳动物舌尖感受酸味的感受器。

辣味不是一种味道，而是一种痛觉。比如酸味，其实是食物中的氢离子，穿越我们舌头中的酸味感受细胞表面的OTOP1蛋白孔到达酸味感受器，从而传递给大脑，让我们感受到酸味。

辣味基因的发现，源自意大利科学家"重走丝绸之路"的创举。他们开创性地对古丝绸之路上那些尚未被现代文明影响的部落进行了研究，并从他们经久不变的饮食习惯中探究出关于基因对口味的影响。从已知基因中发现8个突变位点，其中就包括一个与感受辣味相关的离子通道蛋白编码基因，这个基因决定了人们对辣味的偏好。

四种不同的味道由各自不同的细胞感受器（即基因）控制的。有的人吃不出某种味道，其实很有可能是味觉感受细胞中的蛋白表达基因出了偏差。

味觉能辨别食物的营养或有害成分，并触发或调节动物的取食行为。味觉基因在一定程度上决定了动物对食物的选择。甜味基因决定了对富含碳水化合物成分食物的选择，鲜味基因决定了对富含蛋白质、脂肪等成分食物的选择，而苦味基因则能够防止摄入对机体不利的成分如毒物。因而，当原始人面对复杂的自然环境和食物选择的风险而束手无策时，味觉基因在人类进化历程中扮演了重要的角色。到目前为止，科学家对甜味、鲜味和苦味的基因研究已经在多个物种研究中得以展开。

味觉基因在动物的采食中起着很重要的作用，尤其是鲜味基因决定了肉类的选择，因为杂食动物需要摄入肉类，补充机体生理代谢的营养需要。食肉目动物从食性上分有三类，即肉食类、杂食类和植食类。从广义上来说，人属杂食性动物，以鲜味受体基因分子作为标记。怎样诠释人类基因选择了食肉？在科学研究上，只能通过田野观察试验和医学动物实验。

熊猫本来吃肉，但是现代熊猫的食性已经完全改变，主要食物不再是肉类，而是竹子。科学家发现熊猫鲜味受体基因已经变化，即发生"假基因化现象"。这种鲜味受体假基因化现象，说明在漫长的物种进化过程中，对熊猫的鲜味受体基因分子功能约束已经被松懈，也就是说部分味觉基因发生了变异，味觉基因变异由不稳定到稳定。这种现象是罕见的，至今在食肉目动物中，只发现大熊猫和小熊猫的食性发生了变化。

再来说甜味基因。哺乳动物往往是通过对舌头味蕾中神经细胞产生的味觉受体来辨别味道。甜味物质与甜味受体结合便会产生电刺激，令中枢大脑感知这种味道。美国科学家曾在人类第四对染色体上鉴别出了与感受甜味有关的基因。而来自哈佛医学院的研究小组则通过小鼠实验，发现甜味受体的产生受特定基因控制。

我国科学家通过研究发现或证实哺乳动物对鲜味和甜味的感觉，是通过味觉受体 TAS1Rs 蛋白家族来实现的。TAS1R1与 TAS1R3 组成的二聚体感受鲜味物质，TAS1R2 与 TAS1R3二聚体感受甜味物质。前期研究表明编码 TAS1Rs 蛋白基因外显子的异义突变会导致蛋白序列的变化，导致感受刺激物范围的变化，或者是味觉灵敏度的差异。

当然，人类食性的形成是人类进化的结果。这个形成的过程，其实是人类对食物持续筛选和评价的结果。

人类的鼻子可以区分一万亿种不同的气味，这是一项非凡的壮举，需要 1000 万个专门的神经细胞或神经元，以及 400 多个专用基因家族。这些基因和神经元如何协同工作发现特定的气味，让科学家困惑不已。但现在哥伦比亚大学的一项小鼠研究发现了一个惊人的机制：通过在三维空间中重新排列，基因组协调每个神经元中这些基因的调节，从而产生检测我们所经历的气味所需的生物多样性。

"通过今天的研究，我们已经确定了一种基因组机制，通过该机制，有限数量的基因最终可以帮助区分看似几乎无限数量的气味。"哥伦比亚大学的首席研究员斯塔夫罗斯·洛瓦达斯（Stavros Lomvardas）博士（行为研究所和论文的资深作者）说。

我们鼻子里的嗅觉受体不仅必须识别气味，还要评估它的强度，唤醒我们的记忆以确定它是否曾经遇到过，并确定它是否令人愉悦或者有毒。嗅觉受体神经元，从鼻子到大脑蜿蜒的专门神经细胞，使这一切成为可能。尽管每个神经元都包含400 个专用嗅觉受体基因的全套，但每个神经元中只有一个基因活跃。更令人困惑的是：活跃的基因随机选择，并且不同于神经元。

这种不寻常的基因活动模式被称为"每个神经元的一个基因"规则，长期以来一直是洛瓦达斯博士等科学家的研究重点。实际上，破译每个嗅觉受体神经元如何能够激活这些基因中的一个，以及这个过程如何产生如此精细调整的嗅觉，几十年来仍然是神秘的。

"在老鼠体内，嗅觉受体基因在大约 60 个不同的位置散布在基因组中，在彼此相距很远的不同染色体上。"洛瓦达斯实验

室的凯文·莫纳汉（Kevin Monahan）博士说。小鼠有大约
1000个嗅觉受体基因，是人类的两倍以上，所以能表现出优异
的嗅觉。

自然的选择

　　从达尔文"进化论"可知，进化是自然选择的结果。大自
然选择的目标是基因，基因是自然选择的唯一单位。基因在生
命过程中确实扮演了非常重要的角色，但是基因在大自然面前
还是需要改变自己，顺应大自然的变化规则。所以，生物学家
和遗传学家认为：基因不能决定命运。但是不可忽视基因的存
在和作用，正如美国神经科学家——霍曼·克丽斯廷所说："基
因只是建造大脑的砖块和泥浆，环境才是建筑师。"
　　科学的道路是曲折和漫长的，对"进化论"不知道还有多
少问题需要深入了解与认识。正如法国生物学家、诺贝尔生理
学或医学奖获得者雅克·莫诺（Jacques L·Monod）曾以幽默
的口吻所说："进化论的另一个难以理解的方面是，每一个人都
认为他理解进化论。"大师之语，似乎并不深奥，但又确实不好
理解其中的含义。
　　确实许多耐人寻味的问题尚待刨根问底，比如自然选择的
单位是什么？自然选择是大自然对生命运动的作用，是关键性
的 N 次运动？还是在生命运动的某个层次或多个层次上发生了
作用？
　　"适者生存"是宇宙存在的普遍法则，反映了宇宙为稳定的
物质所占据。所谓"稳定的物质"，是指原子的聚合体，是由于

具有足够的稳定性或普遍性。基因是自私的，大自然无情地淘汰不利于人类演进的基因，而保留与巩固了有利于人类长治久安的基因。

人们之所以能够从小群体过渡到定居的生活共同体，并最终过渡到开放社会和迈向文明，是因为原始人学会了遵循某些同样的抽象规则来追求共同的目标，而不是受其先天本能所调控。人们所具有的先天性欲求对于小群体的生活状况来说是颇为合适的，因为正是在这种小群体的生活过程中，培育形成了自己的神经结构，而这种神经结构直到今天依旧是人类所特有的典型特征。

众所周知，大自然无情地淘汰了不能适应生态环境多端变化的物种，筛选了物种的基因，淘汰了生命力衰落的基因，保留了生命力旺盛的基因，这种基因的变化决定了物种与人生理代谢的类型，完全由于人类进化而形成，所必需的每一种营养成分，主要是来自于植物性食物、动物性食物和微生物性食物。

正是基于这个事实可以得出这样结论：人类之所以偏爱吃肉，从表面上看是人类演进而来的结果。其实质是通过上百万年，大自然无情地对人体的基因进行了严格筛选，并逐代保留巩固了吃肉的基因，而淘汰了不适合人类演进的基因；形成了基因必须吃肉的属性，是大自然选择的结果。

现代医学非常重视基因的营养科学。基因营养学是20世纪新兴的一门科学。

基因营养学（又称营养基因组学），是研究食物和食物成分对基因表达影响的学科。它是关于人体DNA如何转录至mRNA，然后生成蛋白质，以便了解食物组分的生物活性。这就是基因营养的定义。对于这样的定义，不能不说这是对经典遗传学的叛逆和补充。因为这一定义违背了以往常识（即基因是稳定的，不能随意改变）。只有食物顺从基因，不可能基因顺从食物。但从现实自然学科中却发现：基因的 DNA 序列没有改变，然而基因功能却发生了可遗传的变化，最终还导致了表型特征的变化。

基因营养学是一门新兴的科学，告诫我们必须全面系统认识与研究人体基因需要摄入什么样的食物。摄取什么样的食物？起码需要考虑两类因素：一是高度遵循大自然选择的结果，而不是主观思考偏重某个方面。另一方面，必须看到由于摄入的食物变化而发生了营养成分细化后的变化，尽管身体的基因 DNA 序列没有改变，然而却可能导致可遗传和外观特征的改变。可见吃肉与不吃肉，是一个非常严谨与严肃的课题，首先需要尊重人类的基因，特别是传统饮食的健康法则。

饮食是健康的核心。自古以来，人类是怎样由猿演进为人的，从而形成了人体代谢、生存、遗传和繁衍与大自然选择的高度和谐统一，形成了一个演进的稳定的生存与饮食模型。这个生存与饮食模型，通过了大自然对人类生存与演进的漫长与跨时代的选择，最终人类的基因在大自然面前才选择了吃肉，这是遵循人体和谐统一、生理需求，合理调配膳食结构的科学选择。

从人类演进的角度观察，自然选择的最初形式是选择了稳定的形式，抛弃了一切不稳定的形式。简而言之，凡不稳定的形式在自然界都是难以生存的。深入探讨可看到任何生物属性保持着稳定的形式体现在两个方面。第一，原始生命的复制基因须具有三个条件：（1）长寿基因，保证生命的历史悠久；（2）生殖力旺盛，由于基因复制的速度超群，保证种群数量占有绝对优势；（3）基因复制的准确性，以保持基因组特征能够一代传给一代。第二，生命（基因组）的起源和生物进化，这是大自然选择的结果。自然选择毫不留情地淘汰了不具备复制生存机器的基因组。

任何生物不过都是一个"生存机器"，任何一种"生存机器"都是自然选择的结果。自然选择了基因组，基因组决定了"生存机器"。不同的基因组决定了不同的"生存机器"。生存机器不仅指人，还有所有的动物、植物和微生物。

生存机器的多样性是十分惊人的。如病毒小到（8～12）×10^{-3}微米；蓝鲸鱼则长达 30 多米、重约 150 吨；而红杉属的巨杉重量则超过了 6000 吨；南极的盐池，－23 ℃的冰水里生活着某种微小的生存机器；而美国黄石公园的热泉，在 80 ℃～85 ℃的高温里仍然生活着生存机器。生命世界千姿百态，但是它们的基本化学结构却是完全一致的，尤其是它们拥有的复制基因，从大象到细菌，同人类体内的同属一种类型。现在世界上的生物都是同一种复制基因的生存机器，这种基因就是 DNA分子。从天空到海洋，从沙漠到极地，从树上到土里，基因制造的千奇百怪、各种各样的生存机器是供基因利用的平台。

灵长目物种动物吃肉，古人类吃肉，这是大自然对基因的选择。

人、古猿与吃肉

人由古猿进化而来。古猿大约在3000万年前已经开始进化，人类至少在2000万年前与其他猿类分道扬镳。最早的灵长类动物可能在恐龙被灭绝前已经完成进化，但是现存的灵长目动物化石只能追溯到希克苏鲁伯陨石撞击地球之后的数百万年。所谓"科学"都是假设与验证的结论，也许经过若干年后又会发掘出历史更加悠久的灵长目动物化石。

关于人类的起源，人类从哪儿来？美国哈佛大学有一位教授大卫·赖克（David Reich）是古DNA领域的顶尖学者。德国马普人类历史科学研究所的约翰内斯·克劳泽（Johannes Krause）所长曾这样评价，在古DNA领域正是有了大卫才少走至少30年的弯路。而大卫将自己的角色定位为助产士，不仅要将古DNA引入遗传学家的领域，还要把古DNA带到考古学家和公众的面前。为此，大卫撰著了一本书《人类起源的故事》。

人类、黑猩猩和大猩猩等动物享有共同的祖先，现代黑猩猩与人类有超过96％的基因组是相同的，每个基因组有30亿个碱基对，但是两者之间有大约3500万个基因序列或碱基对是不同的。

最大的区别在于人类细胞有23对染色体，比古猿少了一对。这可能就可以解释为何人类与黑猩猩有着截然不同的历史，尤其在最近几千年里，黑猩猩发展至今总数只有几十万，而人类人口总数却超过70亿，并成为整个地球村的主宰。

这个变化是怎样形成的？中国科技部张振指出："研究DNA 的历史，正是人类一次又一次发现自己的错误的历史。研究 DNA 的历史，正是人类一次又一次修正自己的错误的历史。"人类基因染色体比古猿少一对，正是由于人类细胞基因发生了温和的中性突变的结果。据基因组测序发现，人类与其他生物的最大差异不超过 2%，人类基因中的大约 8% 的 DNA 序列与细菌病毒相同。可导出一个结论：人类是动物和细菌病毒拼合组装的。

为何人体的基因会发生突变呢？生物学家回答有三种可能：（1）最早发现星际空间辐射到地球上的射线，具有诱发基因突变的可能。（2）远古时代古猿的生活条件非常简陋，不可避免地会受到射线的"侵害"。（3）食物对基因突变也有影响，特别是烤肉，会使肉类所含的色氨酸分解出某种诱发突变的物质。古猿会不会因为常吃烤肉而引发细胞基因突变呢？以上三种原因，是否是细胞基因发生中性突变的导火索，到目前还没有统一的结论，有待深入探讨。但是说明了一个问题，就是基因与吃肉确实有着不解之缘。

然而人类自进入农耕时代以来，摄取的食物种类发生了翻天覆地的改变（即以肉类为主转为以谷物为主的生活）。在这个漫长的历史长河中，340 万年与 1 万年相比较，1 万年不过是弹指一挥间。如果按人均寿命计算，1 万年时间，又实在是太久太久。

在漫长的岁月中，人类与猿类的基因确有改变，但是改变的比重实在微不足道。显然整个人类的力量是无比的伟大，但是人类的个体却是非常的渺小，个体无法适应几百万年来的饮食变化，所以各种慢性疾病也就由此而发，比如糖尿病、肥胖等。

人类的进化，以无数的原始人的丧生为代价。人类学家经过计算，在进化过程中发现距今越远古的时期，人类的成活率就越低。专家分析，这是由于食物的原因。目前全球发现可食植物约 8 万种，约占植物总数的 45％，而被人类采集食用的植物有 3000 余种，还不到总数的 2％。由此可推断：古猿和原始人的死亡在很大程度上，是由于摄入食物严重不足所造成的。

人类吃肉的话题，其历史也相当久远。吃肉，不是由主观想吃与不想吃来决定，而是由人类的基因所决定。原始人饮食的原则就是首选肉类、鱼贝类，以及蔬菜水果类食物。这个结论是由日本一位脑神经外科博士——崎谷博征提出的。他主张：有益健康的饮食疗法无数，唯有听从基因的话，吃对食物，才能轻松减重释负，改善高血压、糖尿病、异位性皮肤炎、免疫失调、更年期综合征、失智和抗老化等病症。他特别指出：肉食才是人类演化的基础。

根据基因研究显示，黑猩猩与倭黑猩猩（Pan Paniscus）[人科属下的猿猴，过去称为侏儒黑猩猩（Pygmy Chimpanzee），一种最接近人类的类人猿] 是人类、黑猩猩与倭黑猩猩的共同祖先。既然如此，在分支出其他类人猿时究竟发生了什么呢？理清这个问题的线索，完全在于 1960 年英国灵长目动物学家珍妮·古道尔（Jane Goodall）研究发现，野生的黑猩猩有捕食猿猴的习惯。另据日本研究人员长期在刚果共和国调查，发现不太喜好争斗的倭黑猩猩竟然也像黑猩猩一样，会捕食小型的哺乳类动物。可见人类与黑猩猩、倭黑猩猩这三者之间有个共同特点，就是具有"狩猎与肉食的冲动"。其中要数人类最喜欢肉食，所以后来才使大脑获得显著的成长，从而构筑了现代的文化与文明。此番基于灵长目动物学及人类学的见解，与考古学阐述于一万年前的"农业革命（开始农耕）"，对于人类寿命与健康状况的影响，同样令我们惊奇。

形成与改变

在人类进化的过程中，人类不仅失去了大量的功能基因，还会丧失由这些基因产生的能力和行为特征。比如现代不少人对苦味感受很不敏感，就是因为苦味基因的功能几乎丧失了。

英国的一份研究报告指出，在人类史前小型部落社会中，有些男性体内存在使人勇敢的基因，他们或许因此而丧生，但如活下来就可能以其英勇无畏而赢得更多的尊重，因此为他们创造了最终的进化优势。

通过战斗获取更多利于生存和繁衍的资源，那些胆量超群的成功勇士将会留下更多后代以传承他们的基因。科学家指出："这对于我们理解部落间因相互斗争而进化有着重要意义，因为众所周知，原始狩猎部落经常劫掠邻近部落，并将后者的土地、食品和女人占为己有。"

自从生命诞生以来，原始人识别苦味的基因和能力就很强势，凭嗅觉和味觉能帮助人们避开有毒的食物，因为很多有毒植物都带有一定的苦味。但是对于原始人来说，由于动物类食物吃得越来越多和植物类食物吃得越来越少，再加上火的使用又可化解与消除食物中的许多有毒成分，这就意味着自然选择并未按照原始人的自身需要，而是顺应自然环境的变化。随着摄食植物性食物的减少，身体也就不再重视细胞里的苦味感受基因。因此，久而久之，这些基因也就变得没有用了。原始人味觉上的变化，仅仅是机体生理基因功能丧失的一种。

我们跟原始人相比对自然界许多信号的敏感度都大大下降。因为很多与嗅觉、视觉，以及识别信息能力的基因都不起作用了。人类原有的大量嗅觉感受基因，现在仅仅保留了 400 个，而鼠类还有 1000 多个嗅觉感受基因。现代鼠类的基因组更像远古时期人类和鼠类共同祖先的基因组。除了嗅觉和味觉以外，还有科学家提到人的听觉范围也在缩小。

大约在 470 年前，世界曾经历过几次灾难般的大瘟疫（以发热、出血为主要症状）。在那场大瘟疫中，墨西哥被瘟疫吞噬了几千万人的生命，受害者的皮肤因为黄疸病而变成黄色，同时血从耳朵和鼻子里流出来。他们会出现幻觉以及令人痛苦的抽搐，并在几天内死亡。阿兹特克人将其称为 cocoliztli——在当地纳瓦特尔语中是"瘟疫"的意思。即便是今天，依然没有人知道到底是什么引发了这场瘟疫。

16 世纪，此疫最先出现在当时被称为新西班牙总督辖区的墨西哥，并且导致约 45% 的当地人口死亡。历史记录显示，该瘟疫和埃博拉一样属于某种出血热，但目前公布的 DNA 证据表明，罪魁祸首可能是一种常见的食物传染疾病——沙门菌，并且由欧洲殖民者将其带到墨西哥。

这些证据隐藏在 29 具尸骸的牙齿中。这些尸骸出土于墨西哥瓦哈卡州地区，当地的主要居住者是米斯特克人，一个不同于生活在墨西哥中部的阿芝特克人的种群。据美国疾控中心估测，这种细菌目前每年导致该国约 100 万人患上食物传染疾病。Bos 团队在 10 具追溯至疫情暴发时的尸骸中发现了沙门菌，但并未在早于欧洲人到来的 5 具尸骸中发现该细菌。此外，来自 2017 年的考古工作在一具 800 年前的挪威尸骸中发现了同一种沙门菌。这支持了欧洲人可能通过牲畜或者人类携带者将这种细菌携带至墨西哥的观点。

一场大瘟疫就杀死了 80% 的墨西哥土著人，接下来的瘟疫又杀死了幸存人口的一半。再加上毁灭性的旱灾，天花的传入和殖民主义侵略者的残酷压迫和剥削，墨西哥土著人口几乎濒于灭绝。这些族群的基因多样性就这样被永远地改变了。这就是深深影响人类精神世界的历史大事件，也是塑造人类基因组的大事件。

有时候的确如此，譬如实行了几百年的奴隶贸易改变了几百万人的生活，造成了经济落后，还把人际关系的不信任感传递下来。然而，人类基因组具有一个奇特的事实：世界历史在你的细胞中可能是显而易见的，包括所有人和你的家族切身相关的历史，以及部分与更广阔的背景相关的历史。不过，尽管历史塑造了你，但你只是被部分历史塑造的人，并不能代表人类。

从本质上说，引起瓶颈效应的疾病和灾难，通过对祖先的基因池产生瓶颈效应来影响后代的基因组。

在基因组中留下痕迹的历史事件也不一定是历史上最重要的事件。有很多重要事件可能都没有留下记录，这就是古代 DNA 成为如此重要的研究古人类吃肉的工具的原因。在一万多年前，人类的进化还处在旧石器时代，人类的生存与繁衍已经显著地推进了人口增加。这种陆续间断式的增长，随之而来的是人口与食物的供需矛盾，这种矛盾至今还处于胶着的状态。由于多方面的原因，母亲的乳汁不能正常分泌，这种情况如今已经相当普遍，能够获得促进母乳分泌的食物，变得越来越稀少和珍贵。能够找到具有乳汁般营养的替代品，已经成为人类生存与繁衍的当务之急。

原始人首先懂得通过饲养山羊、绵羊和牛来获得乳液，开始试喝动物的乳汁。就这样久而久之，不知道过了多久，人们已经变得越来越依赖从动物的乳汁中汲取营养了。喝什么不重要，能够活下去并繁衍昌盛才是根本。

随机的基因变异，意味着有些人对牛奶具有更强的耐受力。有些人对于肉类的消化功能十分强大，但有些人对于肉类却难以消化，说明吃肉基因在每个族群的表达是不一样的。普遍认为西方族群的人均食肉量远远高于东方族群，其根本原因还是在于食肉基因的表达，好似人类乳糖耐受力所存在的差异。如果把这种乳糖耐受力遗传给自己的后代，那么这些后代就不会因为不存在乳糖耐受而得不到繁衍生存，他们的基因决定了他们非常适应或习惯于喝奶。

饮用牛奶的能力在不同的群体中又多次进化。对于牛奶的适应，即在人体中发生的变化，完全是改变自身生存能力，由他们自己的选择所引起的。一般认为自然选择（亦称“物竞天择，适者生存”）是指一个孩子生下来带有的基因变异，使得这个孩子具备更强的免疫力，或者有更高的身材，从而导致他们的繁衍能力也大大优于同辈。因为占据优势的后代把他们优秀的特征遗传给了更多的后代，这个新特征以及构成这个特征的 DNA 亦在族群中变得越来越常见，甚至有可能占据主导地位。当自然法则在非洲塑造人类的时候，人类还只是一个很弱小的群体，由此可见，大自然塑造的不是人类的能力，而是塑造整个人类的基因组。淀粉酶基因是借助发掘远古人类的厨房遗址与文化生物学的又一个案例。淀粉酶帮助人们分解淀粉，2007 年的一项研究发现，一个群体摄入的淀粉越多，他们身体中的淀粉酶基因就拷贝得越多。不清楚的是以淀粉为食的原始人经过漫长岁月获得了更多的淀粉酶基因拷贝，还是那些不以淀粉为食的人丢失了原有的淀粉酶基因拷贝。淀粉酶很可能是人类发展历程的主线之一。可想而知，古人类分解淀粉的能力越强，那么他们能够迁徙的范围亦就越广阔。

随着时间的流逝，不同的人类族群四处迁徙，并且分裂为不同的族群，自然选择以不同的方式影响着不同的族群，因为自然选择本身也受群体不同行为的影响。由美国斯坦福大学马库斯·W. 费尔德曼（Marcus William Feldman）博士采集非洲、欧亚大陆、东亚、大洋洲、美洲 52 个不同人种 1056 人的 DNA 样本，分析 DNA 链上一些能遗传的短片段。"每个片段都存在 4～32 种不同的类型，"费尔德曼说，"其中的大部分在不同大洲的人身上都能发现，表明不同人种间的遗传物质只有极小的差异。这意味着，所看到的，诸如肤色、头骨形状等的差异，只是源于占很小比例的那些基因。"另外，实验显示，DNA 序列的 99.9％也相同。另一方面，南加利福尼亚大学诺亚·罗森堡领导的团队通过 DNA 分析，查明了不同人种的发源地。在实验中，专家们试图通过 1056 份未标记的 DNA 样本，把这些样本的提供者归入某个特定的地区和亚种。结果他们非常精确地将非洲、东亚、大洋洲和美洲人归了类，而将欧亚大陆（包括欧洲、中东、中亚和南亚）人归类却要困难得多。对此，费尔德曼解释说，这可能是"过去几千年来移民、征战、贸易的复杂历史导致了我们很难将他们区分开来"。

在农耕时代之前，古人类通过狩猎和持续提升的狩猎能力，从而获得由各种各样大小不一的动物所构成的肉类，成为不可多得的营养源。但是不少食物（如牛奶、小麦等）在农耕时代之前的食谱中是不存在的，绝大多数的食物，大约是在一万年后，人类通过农业而得到推动和获得的。但不论是什么动物的肉类，都是漫长的旧石器时代已有大量出土动物骨骸化石证实存在的食物。就这样，旧石器时代的原始人身体里的细胞逐渐形成了吃肉的基因。

基因的进化

人类由猿进化而来，人类的基因也是由猿类的基因进化而来。人类的基因进化经过了六个阶段：

第一阶段：人类的基因有 98％是和具有 700 万年历史的黑猩猩是一样的；

第二阶段：经历了 300 万年（10 万代），古人类过着群居狩猎生活；

第三阶段：经历了 1 万年（300 代），古人类过着农耕的生活；

第四阶段：经历了 200 年（少于 10 代），人类在工业化时代生活；

第五阶段：经历了 30 年（1 代），我们与零食及计算机相伴；

第六阶段：经历了 300 万年之后，人类的基因几乎没有什么改变。

从旧石器时代走来。有关人类学和史前人类学，均从历史的角度研究了人的行为。科学家通过古人类遗址考古，分析早期人类住地所发现的食物和工具遗迹，得出旧石器时代的人吃什么及生活方式是什么样子。其他的一些信息，则多来自于泥炭沼泽中保存的木乃伊尸体中胃的内含物，古代壁画和工具也能提供一些有价值的信息。我们还可以从现在仍然生存的土著人，如澳洲、非洲的一部分人和南美的人中得到信息，他们依旧打猎，过着群居生活，至今没有什么改变。

最早的类人猿遗址，估计距今约 700 万年的历史，于 2002 年发现于非洲中部的乍得，这里被认为是全球"最没有希望的国家"。

雌性类人猿骨骼，发现者给她取名露西，于 1974 年在埃塞俄比亚被发现，据研究距今大约有 300 万年的历史。

直立人出现在大约 200 万年前。这些早期人类已经掌握了取火的技术，并且能使用简单的工具。将近 10 万年前，他们从非洲大陆迁移到印度尼西亚和中国。早期现代人（智人），出现在大约 4 万年以前，和尼安德特人共同生活了一段时间，根据很多进化生物学家的观点，环境的变化导致了他们的灭绝。

人类起源于非洲，非洲属于热带气候，因此富有水果、浆果、蔬菜和植物的根。早期人类也狩猎捕鱼，在大草原上追逐大型动物。他们能够获得的食物随着季节的改变而变化。如果看看黑猩猩，我们最近的亲戚，我们就能对生活在旧石器时代祖先的食物有一个大概的了解。黑猩猩不完全吃蔬菜，虽然它们大部分是蔬菜饮食，但是有时也会采集肉食或打猎，还能通过在平常吃的树叶、水果和蔬菜中找到一些昆虫，并把它们吃掉而获取一定的动物蛋白。

智人（现代人）显示了很强的适应性。自从欧洲冰川时代后欧洲人的祖先被迫适应更少的水果和蔬菜及更多的蛋白质（以鱼、鸡、肉的形式）的生活。如果你观察目前的群居狩猎的原住民社会，你会发现他们的饮食组成是相当广泛的。95％的爱斯基摩人的饮食来自于动物（鱼、海豹和鲸鱼）。然而澳洲原住民的饮食主要由植物组成，只有 10％～15％来自于动物肉。从北极到非洲大沙漠，在全世界我们是那些属于基因组成很少变化的种族之一。我们的基因仍然在旧石器时代，而我们却已生活在现代的网络时代。

石器时代的饮食。石器时代的饮食和我们目前的饮食差别很大。石器时代的饮食特征为低能量，意味着它富含纤维、水和较低的提供能量的营养素。结果导致我们的祖先为了保持旺盛的精力，不得不摄入相对较多的食物以获得充分的营养素。碳水化合物主要发现于水果和植物的块根中，而不是蔬菜中，因为蔬菜只含有少量的碳水化合物。谷物和马铃薯中的淀粉无法获得。一般来说，碳水化合物占他们饮食的40％～45％，而今天的饮食却包含了 52％～55％的碳水化合物，并且它们的形式也大有不同。石器时代的饮食大概有30％～35％的能量来自于蛋白质。蛋白质主要存在于肉类、鱼和鸡蛋中。野生动物和鸟类的肉很少含有脂肪，那时的人还没有学会饲养动物。自然界中含高脂肪的食物非常少，如蛋黄、坚果和鱼油是石器时代古人类所需要脂肪的主要来源。其中有 25%～30% 的能量来自于脂肪，主要是从坚果和鱼中摄入的不饱和脂肪酸。直到一万年前，人们才开始种植和驯养动物（给动物喂食谷物来养肥它们，限制它们运动的能力）以供食用。也就是在此时，人们（主要是生活在欧洲和较冷气候地带的人）开始喝羊奶、牛奶。今天，地球上主要数量的人口（大约 80%）无法舒服地摄入牛奶（因为乳糖耐受的缘故）。现代人摄入食盐的量要比石器时代的高 6 倍左右。实际上，没有哪种陆生动物摄入了如此多的食盐。我们一天仅仅需要大约 1 克盐，然而平均摄入量要高得多。年轻时长期的高食盐摄入可能是现代这么多人患有高血压的原因之一。

早期人类从水果和蔬菜中摄入的纤维要比现代人多得多，至少达到了每天 45 克，而不是目前的 10～20 克。那时人类还不会保存食物，只吃新鲜的。水果和蔬菜直接从树和作物上摘下来食用，这就含有较多的维生素和抗氧化物质。并且那时的人每天大约步行 30 千米用来搜寻食物。

每个国家的饮食都不一样，在形成食物传统时，各种因素都起到了重要的作用。其中最重要的是哪些食物容易获得。非洲人和中东人于 50 万年前首先来到欧洲。最初，他们生活在南欧，慢慢地部分人口迁移到北欧来寻找食物。

地中海和北非的气候相对于北欧来说更适合于居住。人们一般生活在热带气候的高原，平均温度为 30 ℃。这包括地中海周围的国家、北非地区的国家及部分英联邦的南非国、中美及南美北部国家，另外在地球的另一半，澳洲北部也计算在内。

在这样的气候下，人们可以不穿衣服，因为有大自然的热量供应。在这些地方发现的食物恰好也是符合我们的基因设计的。地中海式饮食目前已得到验证，它对人体健康很有好处，因为那里含有大量的蔬菜和豆类、橄榄油、坚果、水果和鱼。

在最近的 4 万年间，人类吃肉越来越少，并不符合人类基因的属性。经 DNA 检测发现，我们的基因改变还不到 0.02％，但是吃肉量却已经减少了 20％，显然身体需要跟不上自然环境的变化，人类是在给自己的生活与健康挖了一个"坑"。

旧石器时代和现代人的饮食结构比较如下：（1）旧石器时代：蛋白质 34％，脂肪 21％，碳水化合物 45％，纤维 46 克/天，蔗糖（添加剂）0，食盐（添加剂）0。（2）现代：蛋白质 13％，脂肪 35％，碳水化合物 52％，纤维 10～20 克/天，蔗糖 4％，食盐大约 10 克/天。由此可见，人类的饮食从古到今变得越来越不健康，越来越不营养。

癌症是怎么回事

人体有上亿个细胞，全部都参与身体的新陈代谢，每天都会淘汰旧细胞，还会更新细胞。在细胞更新换代的过程中，老细胞就会自然凋亡，但若老细胞一直生长和繁殖，就说明老细胞出错了，无法被机体正常除掉，变成了机体的"侵略者"，会在体内疯狂繁殖。我们把那些出错的细胞叫作癌细胞。尽管谁也不希望自己得癌症，但是细胞偶尔出错，不希望也没有用。人体有上亿个细胞，细胞基数这么大，在分裂和繁殖的过程中，难免不会出错。

　　但在人体强大的免疫功能监视下，多数情况能够把出错的细胞消灭掉，或者把这个出错的细胞纠正过来。所以少量的错误细胞，是不可能演变成癌症的。犯错的细胞是怎样逐步演变成癌症的？正常的细胞在更新换代之后就会凋亡。正常的细胞生长和繁殖，是受调控的。但如果是出错的细胞，又没有被人体排除掉，它就变成一个"侵略者"，不仅不会死掉，还会变本加厉地在体内繁殖生长，直至演变成癌症。所以医学上，也把癌细胞叫作永生细胞。虽然这种概率并不大，但正如我们前面所说，细胞每天都是在分裂的，每天都有可能出现错误细胞，因为有强大的免疫功能保护，大部分都会被免疫系统杀死。但是有的出错细胞，有可能没有被人体排除掉，而是通过分泌出一些物质，来改变周边免疫系统的环境，从而削弱了免疫系统功能。然后再伪装成正常细胞，不让免疫系统识别出它的身份。这种逃过免疫系统监视的现象，在医学上叫作"免疫逃逸"。一旦有发生免疫逃逸的癌细胞，它就会存活下来并不停地繁殖，直至癌症的发生。

　　为什么年龄越大患癌的风险越高？就是因为随着衰老的不断进行，机体的免疫力在不断下降，使得癌细胞得以逃过免疫系统监视而进一步发展。因此提升机体的免疫力非常重要。

　　癌症是怎样发生的？

　　癌症来自于我们的基因。癌症的发展，被称为癌变（Carcinogenesis），这是一个缓慢的过程，可持续几十年。它往往开始于细胞的遗传物质（DNA）遭到致癌物（Carcinogen）的毁坏，比如自由基化合物、辐射以及其他因素。其实这样的损坏每天都会发生，但大多数都会被迅速修复。但有时候 DNA 随着时间的推移，损害点滴积累。通常情况下，当损害到无法被修复的地步，导致细胞不能再忠实地复制自身的基因组时，该细胞就会自毁，就好像是细胞层面上的自杀，目的是防止子代细胞继承有缺陷的基因。如果一个受损细胞丧失了自我毁灭的功能，也就丧失了繁殖的能力。若是一个营养充足的人，他体内的免疫系统将会介入摧毁这样的细胞。但是如果免疫系统被破坏，受损的细胞不受控制地复制，结果就是一块不正常的组织——肿瘤。当这块肿瘤组织控制了所在原本健康的器官，或是将肿瘤细胞通过血液扩散到人体其他部位时，将会有生命危险。

简单地说，癌症发展有以下步骤：（1）同致癌物有接触；（2）致癌物进入细胞；（3）由于致癌物破坏或改变细胞的遗传物质，引发癌变；（4）癌症促进剂（Promoters）加速癌细胞的成长，导致癌细胞不受控制地繁殖——肿瘤形成；（5）癌细胞经常通过血液和淋巴扩散（癌转移，Metastasis）；（6）正常人体功能被打破。

研究认为，肿瘤形成的前 4 步是预防的关键。有闻于此，很多人下定决心要避免一切含有致癌物的食品。其实，这是没有必要的，而且也做不到。因为大多数致癌物天然地存在于食物中，同其他成千上万人体所需的化学物质和营养素共生。人体具有足够的能力，可以对付常见食物中天然存在的微量致癌物，如咖啡、烤面包和咖啡蛋糕。喝咖啡，吃烤面包和咖啡蛋糕当然不会增加一个人患癌的风险，因为人体完全能将食物中微小剂量的致癌物清除掉。

对那些认为食品添加剂会致癌的传说，国家对食品添加剂是有严格标准检验的。在使用得当的前提下，没有任何经国家批准的食物添加剂会致癌。但是，遭遇意外的食品污染物和自然生成的毒素（比如食物发霉）污染，确实可能成为强烈的致癌物，或者在人体本身试图降解的过程中被转变为致癌物。大多数这样的物质都在国家的食物供应渠道中得到了监控，如果它们存在的话，那也是限制在远低于对身体有害的剂量。

癌症源于遗传物质遭到破坏，它是一步一步发展的，其开始和升级过程都受到饮食的影响；污染物和大自然生成的毒素可以成为致癌物，但是它们在国家的食物供应渠道中受到监控，而且在微量的时候，人体本身细胞完全能够对付它们中的大多数。

美国哈佛医学院研究人员表示，越来越多的研究证实，生活方式对免疫系统有着不可忽视的影响，比如饮食习惯、健身习惯、心理状态等都会影响免疫力。

2015 年 10 月 26 日，国际癌症研究机构（IARC），对食用红肉和加工肉类的致癌性做出评价：加工肉类被列为Ⅰ类"致癌物"，红肉被列为ⅡA 类"致癌物"，引发全球关注。似乎无肉不欢的世界从此就要崩盘。那么到底该如何看待"吃肉致癌"这个社会之焦点呢？

关于"吃肉致癌"，世界卫生组织说了什么？难道火腿、培根的致癌性完全等同于砒霜吗？

当（IARC）"吃肉致癌"研究公开之后，由于加工肉（经过腌制、固化、发酵、熏制等方式处理过的肉类）被列为Ⅰ类"致癌物"，把肉类等食物与砒霜、黄曲霉毒素、香烟等画等号，于是"火腿培根致癌性等同砒霜"也就广为传播。其实，这个说法和认识是极为错误的。

因为 IARC 对致癌物质分类，是基于证据的有力程度，而不是致癌的强度。加工肉被列为Ⅰ类"致癌物"，说明 IARC 认为有"足够证据"证明食用加工肉类会在人类中引发结肠直肠癌风险，而不是说吃了加工肉就一定会得癌症，也不是说吃加工肉致癌的风险等同砒霜和黄曲霉素。况且这种研究仅仅是临床医学观察实验研究，还不能说明谁是人体细胞发生癌变的真正凶手。而红肉（指所有哺乳动物的肌肉，包括猪牛羊肉）被列为ⅡA类"致癌物"，这一级别表示"对人类致癌可能性较高"，IARC 认为，基于"有限的证据"证明食用红肉在人类中会引起癌症，并有"强有力的"证据支持其致癌说。

世卫组织传达的也并不是不能吃肉，而是要控制吃肉，取得风险与好处的平衡。那么吃加工肉和红肉的致癌风险究竟有多大？IARC 的说法是："每天食用 50 克加工肉制品，患结肠直肠癌的风险将增加 18％。"而如果红肉致癌被完全证实，根据同一研究，"每天食用 100 克红肉，患结肠直肠癌的风险将增加 17％"。不同于一些其他研究的说法，IARC 并没有给出"安全值"，如世界癌症基金会此前推荐"每周吃不超过 500 克红肉"。换句话说，IARC 认为，只要吃了加工肉和红肉，得癌症的概率就可能增加。不过也不必对此过于担心，按 IARC 专家的说法，"对个人来讲，因食用加工肉类而患上结肠直肠癌的可能性依然很小"，之所以得出这个结论，是"由于有大量人群食用加工肉制品，其对全球癌症发病率的影响具有重要公共卫生意义"。

世卫组织和 IARC 也并没有说因此而不该吃肉，因为红肉和加工肉类都具有营养价值，包括丰富的蛋白质和铁、锌等微量元素，所以适量食用是没有问题的。而 IARC 的结论，主要是用来帮助提供最佳饮食建议，以平衡未知风险和益处。

殊不知由全球自然环境与工业化以及生态环境污染给食物带来的污染，以及由于食物污染给国民身体健康带来的危害也是造成癌症的重要因素。在这种前提条件下，对肉类或加工肉类所作出安全风险评估，得出肉类致癌的结论，显然是漏洞百出，因为不能体现肉类对人体生理健康的本质。对肉类本身也是一种诽谤，对农牧业发展是极大的打击，对肉类加工企业是致命的伤害。客观地评估需要把不吃肉与吃肉对身体的影响分别作出营养与健康评价，然后再来把两者对人体健康的正面与负面影响进行比较。如果正面影响大于负面影响，那么就需要提出一个建议，找到食肉摄入量的平衡点，这样的科学实验才可能更具有说服力。

中国肉类协会是世界肉类组织成员，是一个行业协会而非商业营利组织，完全为了行业发展和人民健康。由于 IARC 结论由世界卫生组织（WHO）发布，因而具有较高的权威性。自然引来了全球全面反击，以各国肉类行业协会为首。如北美肉类协会就表示，WHO 结论是"戏剧性且过度夸大的"，认为"WHO 致癌的论断有违常识，且与大量的研究结论相悖，因为这些研究都表明，肉和癌症没有必然的联系"。美国农场主牛肉协会则引用了众多科学家的观点对 WHO 论断做出了回应，该协会指出："致癌原因众多，很难归因为一类因素。"韩国肉类加工协会也对 WHO 报告表示了"遗憾"。而中国肉类协会相关人士也有回应，这个报告是"不慎重、不科学的"，"且报告结论不能完全代表全球科学界观点，肉类产品是否致癌还需进行更为全面、客观的风险评估才能得出结论"。

这些协会的论点代表了一个行业的看法。旁观者清，也说明了科学研究的复杂性。几年前 IARC 把手机列入ⅡB类"致癌物"，即"可能致癌"这个级别时，无线电业界做出了反击。

美国全国牛肉生产商协会人类营养研究机构主管沙莱纳·麦克尼尔参加了国际癌症研究机构在法国召开的会议。麦克尼尔认为，现有科学研究成果还不足以证明任何一种红肉或加工肉制品与任何一类癌症之间存在因果联系。

特别值得一提的是，在 IARC 研究报告发布之时，在中国科协支持下，中国营养学会（CNS）统一组织，历经两年多时间完成《食物与健康——科学证据共识》一书，经过统计分析和科学评价，做出食物摄入过多或过少，可能对机体健康带来有益健康或不良风险，获得了大量食物与健康的科学结论，为居民合理膳食营养，降低各种疾病发病风险提供了科学指导。

中国肉类协会常务副会长——陈伟先生曾质疑："我国四川和湖南两省是吃腌腊肉制品人群较集中的地区，这种消费习惯已经有上千年的历史，而这两个省份并非我国结直肠癌高发区。"当然，结直肠癌高发与否还取决于许多其他因素。事实上，国际医学期刊《临床调查杂志》（JCI）已经发表的论文显示，常吃辣椒可以预防结直肠癌，这个理论或许是四川省和湖南省并非中国结直肠癌高发区的原因。但这也只是相对的，随着加工肉和红肉摄取量的增加，四川省和湖南省结直肠癌发病率也可能提升，也可能下降。中国的加工肉和红肉消费，亦在快速增长。对于 IARC "加工肉和红肉致癌"结论，美国人其实最需要担心，因为美国人平均每天要吃 300 克红肉（美国农业部数据）。而中国城镇居民每天消费红肉大概在 100 克，虽然北上广深等一线城市要多一些，但总体来讲比美国人还是少得多。值得担忧的是，随着经济发展和生活水平的提高，中国人肉类消费增长得非常快，具体到加工肉和红肉上也是如此。

据咨询机构英敏特（Mintel）2013 年说法，中国包装加工肉类和鱼类制品（包括海鲜）在 2008 至 2013 年间维持高水平的增长，销售额年均复合增长率预计在 20％左右。英敏特预测在未来五年内，包装加工肉类和鱼类制品在中国的总销售额将持续增长。消费者收入的提高、生活方式的变化（例如，更快速的生活节奏和西方文化的影响等）以及分销渠道的发展，都会促进该市场进一步发展。

说抽烟有害，大家没有意见，因为很多人已经戒掉或者从来不抽；说过量喝酒有害，大家也没有意见，因为控制饮酒多数人也做得到，也知道喝酒对身体不好；但因为"吃肉致癌"而要改变吃肉习惯，恐怕很多人难以接受，因为不仅是腌腊肉制品，还有香肠、火腿、新鲜的猪肉、牛肉和鱼肉等，以及发酵肉制品、高温肉制品和低温肉制品等都是世界绝大多数人日常会吃的食物，而且绝大多数人并未意识到吃肉对身体有害。很多"无肉不欢"的男女，需要合理摄入各种食物，保持营养均衡，这才是最重要的。

加工肉会致癌、红肉很可能会致癌，这就是目前医学界的权威结论。请注意，这个结论不是绝对的。医学界的语言表达，一个是"会"，一个是"可能会"。尽管不能说医学界在制造什么悬念和耸人听闻，但还是有必要按国人习惯给一个说法。尽管不能说不吃肉了，但合理控制摄入量，的确是非常必要的。

第
五
章

怎么吃？从营养均衡开始……

肉类就像是人难以抛弃的影子，吃肉是一个充满哲理的话题。吃肉比不吃肉更有助健康吗？如何科学地吃肉呢？吃肉的科学，在于量体裁衣、营养均衡。所谓营养均衡是厨房里的学问。落实每日膳食指南，注重多种食物搭配，既能保持食物与营养的平衡，也是吃肉的原则。

动物的基本需求，一是生存，二是延续后代。人之异于禽兽，在于其大脑之发达和思想之自由。此说，是资先生[1]与听众分享的一段感受。接着资先生谈到她自己的趣事："在新中国成立后的困难时期，我天天想吃肉，但心里却以此为耻。后来从恩格斯著作《自然辩证法》中知道，大脑需要蛋白质和脂肪来支持，如果只以植物为主，蛋白质、脂肪摄入不够，大脑发育就会变慢。原来蛋白质、脂肪是大脑进化的条件，那么人想吃肉也是非常合乎情理的，而人只有具备了思想才不是动物。"

当然，人类活着的含义，已经不仅为了生存，也是为了感知生活，进而实现自身价值。活在当下，我们必须面对现实。唯有合理膳食才能保障健康，唯有健康才是一切活动最基本的保障。膳食摄入标准，由人的年龄和身体健康状况来决定。不能不说日本学者更科功关于为什么吃肉的解读，是一个满足最基本需求的解读。而按照美国著名心理学家亚伯拉罕·马斯洛（Abraham H. Maslow）的需求层次论，人类除了需要衣食住行外，还有欲望需求，最高层次的需求是精神上的自我满足。可见关于为什么要吃肉的解读，也是有层次之分的。

本节编撰借助了《健康食物排行榜》，综合了美国《时代》杂志等权威杂志、报纸、报告，以及资深专家、医者的观点，依据肉类食物的营养成分、保健功效，立足于不同人群对食物的不同需求，从人们最关注的增强免疫力、排毒、抗衰老等健康话题入手，为读者特别介绍肉类的营养价值，为选择最适合

1　资中筠女士（1930—），中共党员，中国社会科学院博士生导师，历史学家、翻译家，美国研究所所长，《美国研究》杂志主编，资深学者，翻译家，精通英语及法语。著作甚丰。

自己身体需要的膳食，对主要肉类作出分析，让读者吃得明白，吃得放心。

需要注意的是，本书所介绍的肉类饮食特点，仅推荐作为健康与亚健康人群的日常养生调理之用。如已知患有疾病，须到医院诊治。另外，由于每个人的体质不同，有些人可能会对本书中提到的食物过敏，再加之其所处的地域、气候不同，所选用的肉类属性也可能不尽相同。因此建议，科学吃肉务必综合考虑以上因素后，才能对号入座。

爱美食的艺术家

我国著名思想家、散文家、诗人周作人所著的散文集《吃肉》是其在 20 世纪 50—60 年代的生活笔记。虽说是"吃肉"，但里面却也包含了天南地北、家乡客居的各色荤素小食。餐桌上常见的猪肉原来也是颇为讲究的食物，南北吃法和说法也不一样。虽说都是往事或琐事，但是却也反映了新中国成立后遭遇的一些困难情况，不禁让人回顾起那一段辛酸饥饿、度日如年的日子。

周先生本身就是"吃货"，在《吃肉》一书中曾这样记录："我喜欢鹅肉，不论是糟鹅、熏鹅或扣鹅，而这在北京是吃不到的。"吃肉在常人眼里，几乎不足挂齿，但在大师笔下却妙笔生花："小时候在摊上用几个钱买猪头肉，白切薄片，放在干荷叶上，微微撒点盐，空口吃也好，夹在烧饼里最相宜，胜过北方的酱肘子"。可见大师从小酷爱吃肉，可谓"无肉不欢"。

类似周作人这样的"吃货"，大有人在。张大千是中国有名望的国画艺术大师，与周作人相比，也是一位有过之而无不及的"吃货"。有人这样评价他："想吃的美味，都吃过""画画是他的副业，厨师是他的主业。"

张大千的名声，誉满画坛，非同凡响，只要他的画问世，立即就会风靡全球。无论在哪方面，他都活得非常极致，从不将就凑合。即使在那个战火纷飞的年代，他依然是热血沸腾。2016 年，张大千的《桃源图》在香港拍卖出 2.7 亿港币，不能不说这是中国最贵的国画。

大千世界，浩浩荡荡。这是张大千的写照，在这个世界里，活得热热闹闹。有人说，张大千就是一头野生动物，其实他就是一个骨灰级的"吃货"。他常说："吃，是人生的最高艺术。"

"以艺事而论，我善烹调，更在画艺之上。"

张大千不仅会吃，而且还善于烹调。

他曾说，抓得准，才是真正的好厨师。因为张大千是画画的，很擅长于摆弄各类色调，所以他做菜，十分注重色彩的搭配。不仅要好吃，而且还得好看。

如果不是张大千绘画名声太大，这位"美食家"他亦当之无愧。人生没有比吃更重要的东西，食物为人体带来营养与能量，也让人享受幸福与快乐。吃，也是艺术。这可能，就是吃货的逻辑。

在没有肉吃的年代，不仅导致营养不良，而且还会导致身体免疫系统的崩溃。

吃比不吃，更益于健康

有朋友问：每天饮食离不了肉，与从不吃肉，对身体健康的影响有什么不同？我说：吃不吃肉与身体健康没有绝对的关系，但二者之间又确实存在着一定联系。此话，如何理解呢？

首先，人体需要从食物中摄取多种营养素，其中碳水化合物、脂肪与蛋白质是最主要的产能营养素，三者加起来的需要量占到全天总能量来源的 95％ 以上，且按照营养配比的要求，三者所占的比例分别是 60％、20％ 和 15％，按食物量来说是 200～300 克主食、25 克纯脂肪食物（如动植物油）以及 100 克瘦肉、250 克奶蛋等食物。

肉类是日常饮食中获得蛋白质和能量的重要来源，其营养价值和食用价值非同寻常。从营养的角度来看，肉类是蛋白质、氨基酸、维生素和矿物质很好的来源。肉类的 8 种氨基酸的含量和各种氨基酸的比例与人体细胞需要非常接近，且有很高的吸收利用率。

其次，肉类食品能提供人体每天必需的脂肪（60～70 克），而获得同样多的脂肪则需要更多的植物性食物（大约 5 千克），相当于动物性食物的 70～80 倍。肉类同时还能提供除钙质以外的所有矿物质。

但由于不同的肉类食物中含有的脂肪种类有所不同，又带来了肉该怎么吃、吃多少等问题。因为，猪牛羊等红肉中含有的脂肪属于饱和脂肪酸，而家禽、鱼类等白肉中含有的脂肪大多为不饱和脂肪酸，从防治动脉粥样硬化等方面来说，提倡以不饱和脂肪酸取代饱和脂肪酸。

营养学家指出，吃肉时应遵循一条很重要的原则：畜肉不如禽肉，禽肉不如鱼肉。虽然有的禽肉（鹅、鸭等）脂肪含量并不一定少于畜肉（猪、牛、羊等），但其化学结构接近橄榄油，不仅无害且有益心脏。鸡肉是蛋白质的最佳来源，兔肉可美容减肥，鱼肉可健脑护心，堪称肉食中的佳品。

按照合理的饮食标准，每人每天需要动物蛋白44～45克。这些蛋白除了从肉中摄取外，还可以通过牛奶、蛋类等补充。因此，每天最好吃一次肉食，而且最好在午餐时吃，食肉量以200克左右为宜。此外，在早餐或晚餐时补充点鸡蛋和牛奶，就完全可以满足身体一天对动物蛋白的需要了。

红肉也是必不可少的，每月至少应吃一两次红肉，因为红肉富含血红素铁，是人体细胞最容易吸收的铁资源。在吃肉时再搭配大蒜，肉中的维生素 B_1 能和大蒜中的大蒜素结合，这样可使可被利用的维生素 B_1 的含量提高4～6倍，而且能使维生素 B_1 溶于水的性质改变，从而延长维生素 B_1 在人体内的停留时间，更有利于吸收。

美国科学家的研究成果告诉我们，吃肉对人类身体进化的影响是巨大的，我们不应该不顾身体条件，一味抛弃肉食。有研究表示，近几年患上"新型营养失调"的人群不断增加，大部分的人一日三餐都很正常，但为什么还是营养失调呢？答案就是肉的食用量太少，如果日常肉类摄取量不足，就容易导致蛋白质的缺乏，进而患上营养失调病。

但近些年，有关吃肉的各种声音的出现，例如"粗粮更容易长寿""素食对身体好""吃肉容易让人肥胖""吃肉会导致胆固醇升高"等，让许多人对吃肉敬而远之，哪怕非常喜爱吃肉，也不得不忍痛忌口。但这些观念都是错误的。只吃粗粮和素食会导致蛋白质不足和低营养，反而会不利于健康。而"胆固醇对身体有害"的观点也已被证实是错误的。胆固醇是身体不可或缺的物质，它可以作为制造细胞膜以及一些性激素的材料。

目前，肥胖已经成为现代人的常见问题，由肥胖引发的各种疾病也被人们所熟知。但有的人一点肥肉也不吃，只吃蔬菜、水果和米饭也依然不会变瘦，而有的人经常吃肉也不见肥胖，这是为什么呢？

肥肉和肥胖很容易被人们联系在一起，美国膳食专家罗伯特·阿特金斯博士 20 世纪 70 年代提出的"阿特金斯食谱"认为，肉类等高脂肪的食物并不是引起肥胖的元凶，真正引起肥胖的罪魁祸首是碳水化合物。不吃肉反而会导致人体的蛋白质流失，促使机体摄入大量碳水化合物，最终导致肥胖的发生。同时，高碳水化合物的食物会使人体血糖浓度快速升高，进而促使人的体重增加，增加患糖尿病和心血管疾病的风险。

肉类含有丰富的动物蛋白质，是构成人体的重要营养物质，特别是动物蛋白质及构成蛋白质的氨基酸是人体不可缺少的，如果每天不摄取一定量的蛋白质，就会导致摄入营养不足。避免肥胖的原则是控制饮食的总能量，身体内碳水化合物、脂肪、蛋白质的代谢是互相联系的，通过体内的化学反应，碳水化合物可以转化为脂肪，蛋白质也可以变成碳水化合物或脂肪。这就是有的人不吃肉也会胖的原因了。

我国人民的食物，主要是米、面和各类副食品等。从能量角度来看，主食中的碳水化合物若无法被机体利用完，便会变成脂肪储存在体内。想减肥的人一定要减少各类主食以及油类的摄入，而不是单纯只减少食肉量，否则只会得不偿失。

真理的烦恼

在追寻科学与真理的道路上充满了艰辛和烦恼。从陌生到认知，需要一个去伪存真的过程，需要一个研究方法。科学家通过观测来收集事实并形成科学假设和理论的过程，就是一个科学方法。与普通的看法不同，科学方法不是一个标准的配方，供科学家用常规的方式去揭示大自然的奥秘，而是一种包含了创造性和洞察力的投入。英国著名物理学家、原子核物理学之父——欧内斯特·卢瑟福（Ernest Rutherford）和美国作家纳尔逊·阿尔格伦·亚伯拉罕（Nelson Ahlgren Abraham）曾经这样描述过："创造一个假设或理论去想象世界是怎样运行的，然后弄清楚为什么会这样，将其再进行实际检验，这就像写诗、谱曲或设计摩天大楼那样具有创造性。"

现代科学知识体系中的许多科学理论都是在提出科学假设的基础上，经过实践的不断检验和修正完善而逐步发展起来的。如果一种科学假设无法检验，则从科学上来看是没有用的。确认证实的过程需要基于所给出的假设进行验证和预测重现，而且这一预测重现必须通过与自然界的客观观测进行比较来检验。换句话说，除了用于提出假设理论的第一次发生的事实外，假设必须与其他客观观测相吻合。不能通过严格检验的假设最终将被抛弃。在科学的发展历史中，已经有无数被抛弃的假设，其中最为人熟知的案例就是所谓的宇宙地球中心说，这一假说的论据是地面上的太阳、月亮和星星每天绕着地球转动。

关于肉类与健康的讨论，可以说是百家争鸣、众说纷纭。世界上，除了主张杂食和膳食营养的"金字塔"理论外，还有健康素食主义、环保素食主义、动保素食主义、文化素食主义等。

众所周知，2015 年国际癌症研究机构（IARC）发布吃肉致癌报告，事隔不到两年，即 2017 年柳叶刀官网发表了两个与此相关的研究。如果把前者比喻为在国际医学界、营养学界和健康界"一石激起千层浪"，那么后者就像是掀起一场轩然大波，由此"炸开了锅"。

柳叶刀的研究说明了脂肪和碳水化合物的摄入量，对死亡率和心血管疾病的影响。这项研究的目的是，对比"多吃油"和"米面糖等主食"，哪个死亡率更高，哪个更加容易得心血管疾病。

该研究历时十年（2003—2013 年），针对 35～70 岁的成年人，在 18 个国家问卷记录 135 335 人的进食情况，主要调查心血管疾病方面的死亡率和饮食之间的关系。

这里所介绍的是其中的一部分，研究者们评估了碳水化合物、脂肪和心血管疾病、死亡率之间的关系。在随访期间，记录了 4 796 例死亡和 4 784 例心血管疾病的案例。研究发现：（1）摄入较多的碳水化合物，会增加死亡的风险。（2）脂肪的摄入可能会降低死亡的风险。各种脂肪和碳水化合物，与总死亡风险和心血管疾病呈现相关性。（3）高饱和脂肪（肥肉、椰子油等）的摄入，可能会降低中风的风险。总脂肪、饱和脂肪、不饱和脂肪和心肌梗死、心血管疾病没有明显的相关性。

总之，食用脂肪比食用碳水化合物导致心血管疾病和产生的死亡风险更低。

事实上，大部分人仍然对脂肪存在误解。有多少老人，常年不敢吃油脂。一天几碗面，好几碗米饭，不敢多吃肉，不敢多吃油。最后，心脏病越来越严重，糖尿病永远都无法治愈，中风问题越来越严重。

除了这些，还有很多健康理念，已经深深植入人们的心中，希望读者们能够站在科学的角度上理性看待脂肪在饮食中扮演的角色，获得真正健康的饮食。在美国等西方发达国家穷人越来越胖，患糖尿病、心脏病等代谢性疾病的风险越来越高，为什么呢？在他们的超市里，充斥着各种各样的甜食、巧克力、甜甜圈、饼干、各种口味的汽水等。这些含糖量很高的食物深受肥胖群体的喜爱。对于他们来说，更依赖这样"性价比高"的碳水化合物食品，因为他们需要廉价的能量和不错的口感。

饮食上的误区

食品科学的目标，不仅是研究舌尖上的美味，更重要的是研究安全、健康的饮食。几千年来，中国传统饮食强调和突出舌尖上的美味，至今从上到下各类传媒上的美食节目无一不在传播美味。但千万不要被美味迷住了双眼。因为博大精深的中华美食文化，不仅包含美味，还强调了安全和健康。

不难看出，仅 2017 年，医学界关于食物与健康又有新发现。据《柳叶刀》统计，因高钠饮食而死亡的人口全球就有300 万，因为杂粮吃得太少而死亡的也有 300 万，还有 200 万因为水果没有吃够而亡，全球近 20％ 的死亡案例是饮食问题导致的。在中国，这个比例更高。世界上为了追求高钠盐风味的烹调王国曾经疯狂了几千年。人类进入 21 世纪，高钠盐的吃肉生活应该到终结的时候了。

近日，《柳叶刀》发布了全球饮食领域首个大规模的重磅研究——195 个国家和地区饮食结构与死亡率和疾病间的关系。这项统计时间跨度近 30 年的大型研究不仅前所未有，还得出不少让人震惊的结论，其中包括：中国因为饮食结构而导致的死亡率和疾病发生率，竟然比美国高了许多。

在大家的印象中，美国作为"万物皆可炸"的高糖高油饮食区域，竟然能比我们更健康，那么问题究竟然出在哪里？

1. 中国吃饭思路的错误。

在《柳叶刀》2017 年的统计中，中国因为饮食结构问题造成的心血管疾病死亡率、癌症死亡率都是世界人口前 20 个大国中的第一名。而同在东亚的日本却有着最低的饮食结构造成的全因死亡率、心血管疾病死亡率和糖尿病死亡率。

在这次的调研中，发现最大杀手不是糖和脂肪，而是饮食中钠盐高，杂粮和水果少。这次的统计给出了一个与往日刻板印象完全不同的结果。

值得关注的是，那些过去被我们日常警惕的红肉、加工肉类、含糖饮料甚至反式脂肪，反而在死亡率排行榜里靠后。即便在生命调整年（DALY，用于衡量整体疾病负担）统计中，它们的排名也是靠后的。说明什么？说明高钠盐、低杂粮和低水果的饮食习惯给身体健康带来的危害是不可忽视的。

造成这些疾病负担的前三位顺序虽然略有调整，但还是低杂粮饮食、高钠饮食和低水果饮食。饮食结构问题造成的疾病主要有三：心血管疾病、肿瘤和 2 型糖尿病。由此郑重地告诫各位：正是由于这三种疾病的发生，证实了人类因为饮食方案的不正确而导致了疾病和死亡。

2. 中国人应该怎么吃？健康与饮食是一个体系，或者说是一个系统。

膳食指南（Dietary Guidelines，DG），是健康教育和公共政策的基础性文件，是国家推动食物合理消费、提升国民科学素质、实施健康中国——合理膳食行动的重要措施。集合全国相关专家，经过近三年的研究，中国营养学会修订完成了《中国居民膳食指南（2022）》，并于 2022 年 4 月 26 日正式发布。

当知道中国传统饮食的缺陷，或者说舌尖上的美味不营养、不健康、不科学的原因后，就好对症纠错了。

（1）减少食物中的盐。我们饮食中的钠摄入，大部分来自食用盐。《中国居民膳食指南（2022）》推荐每日摄入盐少于 5克，《柳叶刀》表中要求更严格，认为最佳标准在 3 克左右。中国疾病预防控制中心一项针对 2.8 万余人的"中国城市居民盐相关知信行调查"显示，72.7％的学生每周至少吃一次加工食品，只有 1％的人能分辨出哪些是高盐食品，1/4 的成人没听说过低钠盐等，老百姓对高盐食物和高盐调味品的认知普遍较低，更缺乏主动控盐行为。其根本原因与国人过于追求"口味、口感"有关，忽视了健康和营养，可见我国限盐形势还很严峻。中国军事医学科学院营养学教授程义勇结合生活中的限盐经验，给出了以下建议：

买东西前，先看钠含量。平时购买食品时，要养成看产品包装上营养成分表的习惯。营养成分表上会标注食品的钠含量，钠含量低也就意味着食物含盐较少。

厨房须备个盐勺。《中国居民膳食指南（2022）》建议成年人每天盐摄入量不超过 5 克，市面上的盐勺，一勺就是 2 克，那么每人每天食盐极限就是小于 3 勺盐。按做一个菜放一勺盐计算，对一个三口之家来说，每天每餐如果做 3 个菜，就可以计算和控制好每个菜的用盐量。每个人每道菜最多吃三分之一，才可保证盐摄入量不超标。同时提醒，酱油、味精等调料也含盐或钠，若放了就应减少用盐量，以免咸味叠加。

用天然食材替代。烹饪时，除了用盐，还可用香菇、香菜、白糖、醋、洋葱等提味，也可以有效减少放盐量。选低钠盐。低钠盐适当降低了食盐中的钠含量，增加了钾含量，是普通健康人群的优先选择。需要注意的是，低钠盐并不等于低盐，有肾脏疾病的人，还要注意钾过高带来的风险。

避开隐形盐。少吃含盐量高的加工食品。请注意，糕点类、腌腊肉制品都是含盐大户。

小孩老人吃盐需要格外注意。控盐从娃娃抓起，婴幼儿食物中，最好不要放盐，这样孩子长大后口味就会比较淡；老人由于味蕾敏感性变差，口味变重，容易多吃盐，因此家人要注意劝导。

（2）走出蔬菜的雷区。①所有蔬菜营养价值不是一样高。蔬菜中含有大量的膳食纤维、维生素、矿物质和花青素，对人体健康十分有利。但是需要注意并不是所有蔬菜的营养都是一样的。膳食需要选择多种类的植物性食物，选择食物多种类，不仅是变化菜肴风味，还能避免某种营养素长时间缺乏，而引发营养性缺乏疾患。②蔬菜生吃并不一定好。每当天气转暖，凉拌菜和沙拉备受人们喜爱。很多人认为，蔬菜只有生吃才有营养价值。实际上，蔬菜中很多营养成分，需要添加适量油脂才能很好地被吸收，有的还需要加热后才能使细胞壁破裂，从而容易被人体吸收营养，或消除非安全因素。大头菜等芥菜类的，因含有硫代葡萄糖苷类成分，经水焯一下，这种成分能生成挥发性芥子油，而使菜肴的味道更好，还能促进消化吸收。马齿苋等野菜经水焯一下，能彻底去除尘土和小虫，还能消除过敏源。更重要的是通过焯水，可以消除蔬菜本身含有的有害成分。如四季豆含有红细胞凝集素、皂素两种成分，能够刺激肠胃，让体内红细胞发生凝集和溶血，而引起中毒。其实，祛除这两种毒素并不难，只需要把四季豆彻底炒熟，就能把毒素破坏。③水果摄入过多，但不减少主食。众所周知，多吃水果，有益健康，但是水果中的糖分能量不可忽视。素食者如果一天吃250克以上的水果，就应当相应减少主食的数量，以达到一天的能量平衡。

（3）讲究食物的阴阳平衡。营养要讲究均衡，饮食既要有纤维素，碳水化合物，也要有蛋白质和适量的脂肪。肉类为阳，果蔬为阴。配餐必须阴阳平衡，需注重：①控制摄入量，蔬菜水果类食物占三分之二即可。美国癌症研究协会主张：一日三餐中，三分之二以上的食物来自于植物比较合适，有利于降低癌症的发生风险。因此，应当每天给自己的蔬果摄入进行合理化定量，严格按照定量进食，做到不多不少。长期吃素会出现失眠、易怒、乏力等情况。如若出现这类症状，应立即恢复正常饮食。病症严重时，及时去医院检查病因。吃素比较合理的做法是，一星期有一天吃素，或者三餐中有一餐吃素。荤素合理搭配，才是健康长寿的秘诀。

②控制总能量。不论你是素食者，还是杂食者，都需要注意控制每日膳食的总能量，对糖、油的摄入不能过多。主食选择上，可以把米面换成粗粮，多食用紫菜、海带等，增加复合营养素，消除由于营养不均引发致病的风险。在肉类选择上，适当减少购买猪、牛、羊等红肉，而多吃鱼、虾等水产品。鱼虾等水产品，含有丰富的 EPA 和 DHA，有利于人体健康。

无盐无力，无油无味。但不能因为顾味，而不顾健康。每日膳食的油盐用量均须控制在"中国居民平衡膳食宝塔"（后文简称"膳食宝塔"）规定的指标内。在烹饪方式上，不可为了追求"肉"味，而加大盐、糖、酱油等各种调味品的用量。

因肉制宜

关于吃肉与健康，是一个非常严肃的话题。世界著名的营养专家，美国加州亚勒明达国家健康诊疗中心的营养顾问——阿德勒·戴维丝（Adelle Davis）女士曾说："人类的健康，不是靠医生和药品来维护，而是靠均衡的营养来维护。"

吃肉既是人体生理科学的需要，又是人类生活情趣、快乐行为与文化的需要，是科学问题但又不是纯粹的科学问题。

解决这个问题的总原则，必须坚持和遵循历史唯物主义与辩证唯物主义的观点，坚持实事求是，不能用一种倾向掩盖了另一种倾向。免疫力是吃出来的，细胞需要蛋白质，不吃肉，细胞就没有优质蛋白源，身体免疫力就会成"无源之水"。大脑是人体的司令部，没有肉类脂质的补充，神经细胞网络的传输就会拥堵，大脑的生命力就会下降。从某种角度来说，需要看到当今社会生态环境与食肉文化又陷入一个"怪圈"所带来的生存危机。

肉类的营养成分可以因动物种类、年龄、部位和肥瘦程度的不同而有很大的变化。所以从营养学角度，在设计每日膳食时需要重视肉类的质量管理与营养值评估，绝对不能简单按食物成分表来计算每日膳食营养素而制定每日膳食的食物搭配组合。

肉类蛋白质含量一般为 10％～20％，其中以内脏含量较高，肝脏可达 21％以上。其次是瘦肉，蛋白质含量约 17％，其中牛肉蛋白质高达 20.3％，脂肪含量少。

肥牛一词源于美国，英文是 beef in hot pot，直译为"放在热锅里食用的牛肉"。肥牛，不是牛的品种，也不是单纯育肥后屠宰的牛，更不是肥胖的牛，是指取牛身上经过排酸处理后切薄，按肥瘦相间的组合，方便为火锅内涮食的一种牛肉片。

肥牛于 90 年代传入香港，后传入内地。随着火锅行业的发展，中国的肥牛市场蓬勃发展，许多中国牛肉生产厂家均生产肥牛。

肥牛是一种高营养密度食品，美味而且营养丰富，不但能为人体提供丰富的蛋白质、铁、锌、钙，还是每天需要的 B 族维生素，包括叶酸、核黄素等的最佳来源之一。吃肥牛可以配合海鲜和青菜，海鲜中含有丰富的蛋白质、铁、维生素，营养更丰富，更易于吸收。

牛肉的另一特征，即是含有均衡的氨基酸。处于发育期的青少年为有强壮的体魄，老年人消化功能退化，吸收能力降低等，都需要增加氨基酸摄入。此外牛肉中还含有大量的硒，可以降低疾病及数种癌症发生的概率；最近的研究显示，牛肉的脂肪酸中，含有共轭亚麻油酸，可以抑制肿瘤生长，有助预防癌症。牛肉含有丰富的磷，配合钙和维生素 D，可以维持强健的骨骼和牙齿。

　　肉类细胞蛋白质由氨基酸组成，接近人体组织需要。因此生理价值较高，称为完全蛋白质或优质蛋白质。在氨基酸组成比例上，除苯丙氨酸和蛋氨酸较人类需要量比值略低外，其余均足够。此外，肉中还含有能溶于水的含氮浸出物，包括肌凝蛋白原、肌肽、肌酸、肌酐、嘌呤碱、尿素和氨基酸等非蛋白含氮浸出物质，这些物质是肉汤鲜味的主要来源。

　　肉类所含脂肪占比较高，肥肉中脂肪含量最高，而瘦肉中的脂肪含量较低，为 $10\%\sim30\%$。主要含各种脂肪酸（甘油三酯），还有少量卵磷脂、胆固醇、游离脂肪酸等。动物内脏中的胆固醇含量较高，尤以脑、肝、肾、肺为甚。各种动物脂肪熔点不一样，猪肉脂肪普遍熔点较高，所以其消化率较低。脂肪含饱和脂肪酸多，则熔点高；含不饱和脂肪酸高，则熔点低。动物脂肪熔点比植物油高，因为动物脂肪所含饱和脂肪酸比植物油多，植物油所含不饱和脂肪酸比较高。动物脂肪中人体必需脂肪酸含量一般较植物油低，饱和脂肪酸含量一般较植物油高。所以患有冠心病、高血压的人及老年人，不宜多食动物脂肪。

　　维生素的含量以动物内脏，尤其是肝脏为最多，肝脏中不仅含有丰富的 B 族维生素，还含有大量的维生素 A。B 族维生

素中以维生素 B_2 含量最高。除此之外，动物肝脏内还含有维生素 D、叶酸、维生素 C、尼克酸等。所以动物肝脏是一种营养极为丰富的食品。肉类的肌肉组织中，维生素含量要少得多，但猪肉中维生素 B 含量较高。

肉类中无机盐总量为 0.6%～1.1%，一般瘦肉中的无机盐含量较肥肉多，而内脏器官中无机盐含量又较瘦肉多。肉类钙含量较磷含量少。动物肝和肾中含铁也比较丰富，利用率也较高。

碳水化合物在肉类中含量很低，为 1%～5%，其中内脏器官相对含量较高。

民以食为天。饮食文化已经历几百万年的演绎。但最具有营养价值的每日膳食结构，不是取决于菜肴的口味。此说，绝对不是否定膳食口味的重要性。菜肴（食物）的色、香、味、形以及是否可口非常重要，决定了消费者是否乐意购买。这是厨房经营能否持续发展的关键。但相较于菜肴口味，营养均衡却更有益于人体健康。

成家立业都希望两个人吃到一块，其中有一半喜欢下厨并成为厨房高手，那么这个家庭可以说在饮食上非常幸福和美满。但是不能忽视每日食物选择的多样化。当你的经济收入步入小康之后，建议不要因价格因素或者个人喜好，而忽视膳食营养成分来源于食物的多样化。"膳食宝塔"中所强调的类别都应齐备，最佳方案是每天要吃 12 种以上的食物（不包括调味品），每周至少 25 种，尤其保证蛋白质的摄入，但不能超标，少食碳水化合物，才能保持更好的体型。

每天 12 种，听起来很难，但操作起来比较容易实现。在此教大家几个小妙招：

1. 小分量选择

小分量是实现食物多样化的关键。同样能量的一餐，每种食物减少分量，可以增加食物的种类。比如本来是一碗米饭，现在换成半碗米饭＋半根煮玉米，能量没有明显改变，食物种类却明显增加。

2. 粗细多搭配

主食中加入全谷物杂豆类粗粮，或者直接购买市售杂粮包，与大米饭相比，可以一次性增加多种食物，简单实现食物多样，同时弥补了米饭B族维生素、膳食纤维等微量营养素缺乏的不足。

3. 色彩多搭配

丰富的色彩不只是增加食物类型的好方法，还可以给人视觉上的享受，改善心情。此外，食物的色彩也代表了其营养，一般来说，色彩越丰富，营养越丰富。

4. 同类食物多互换

同种类型的食物互换，可以在不改动整体膳食结构的基础上，增加食物类型，比如今天早上吃了馒头，中午吃米饭，晚上吃红薯，那么都是吃主食，食物类型则有了3种。

健康是一个人最根本的基石，而平衡膳食模式则是维持健康最关键的部分。所以，你也可以做到像营养师那样，每天吃到12种以上的食物，让自己的健康多一份保障。

膳食营养取决于食物种类的多样化，只有食物种类丰富，才能保证营养成分的来源完整。在厨房经营管理上，除了需要找到能够承担主厨职能的厨师外，还需要懂得营养学的营养师。这样才能根据国情和一年四季的食物变化，以及食用人员等的情况编制每日三餐食物及其搭配计划。

　　一个群落、一个民族或一个国家的膳食消费主体的行为、方向、特点，以及烹饪技巧、加工及机械装备等文化与科技交流，除了人类迁徙、旅游记录、科学考察、贸易往来、宴会活动、宗教推广和战争爆发等重大事件所产生的影响，民间由下向上的传播往往需要经过一个相当漫长的过程。除了食物消费的行为和影响外，凡是由社会顶层往下的传播往往更加容易，由于社会层层关注饮食，自然层层也会效仿，如果时逢风调雨顺，那么膳食文化的传播还会提速，而且传播的范畴会越来越大，食物结构和饮食习惯也会不断地变化。

　　从远古的茹毛饮血，到清朝宫宴满汉全席、川鲁粤淮四大派系，再到当今遍布大街小巷的私房菜、风味小吃。人们对食物的要求已经不仅仅是为了生存，而是上升到对舌尖上的美味的追求。然而，在众多的美食面前，人们已经眼花缭乱了，在选择食物时，你是否还是随心所欲？是吃得精致，还是吃得健康？

　　世界卫生组织评选发布的《健康食物排行榜》，在全球掀起一股风潮，甚至被很多人奉为"饮食圣经"。其原因不难理解，对于一个普通人来说，要逐一研究各种食物的营养价值，并加以总结归类，实在是一件费时又费力的事情。然而排行榜是经过专家筛选、提纯后的信息，不仅一目了然，而且能对人们管理饮食起到推荐和指导作用。

　　一日三餐是人体营养的主要来源，决定了一个人的营养状况。肉类对人体健康具有重要的作用，正如洪昭光教授所提倡的"吃好不吃药"，食物才是维护健康的首席医师，合理饮食才是获得健康的金钥匙。肉类对人体生理与健康具有至关重要的影响，论述科学吃肉不能不知道肉类营养价值。

1. 增强免疫力的牛肉

牛肉中锌的储量最为丰富，而锌对人体非常重要，可以促进白细胞的生长，帮助人体防御病毒、细菌等有害物质，并能与维生素 B_6 等共同作用，增强人体免疫力。缺锌会导致人体免疫力下降，使人易患传染病。研究表明，一份 85 克的瘦牛肉能提供人体每日锌元素所需量的 30％左右，而且牛肉中的锌比植物中的锌更易被吸收，吸收率可达 21％～26％。专家称，孕妇只要每周吃 3～4 次瘦牛肉，每次 60～100 克，就能大大提高其免疫力。

牛肉中还含有丰富的维生素 B_6，能促进蛋白质的新陈代谢和合成，增强免疫力，还能增强细胞膜防御致癌物的能力，在预防皮肤癌、膀胱癌等方面效果尤其显著。铁，已被证实具有增强免疫力、抗感染的作用。此外，牛肉中含有多种氨基酸，而且其含有的氨基酸种类与组成人体的氨基酸十分接近，因此牛肉蛋白质属优质蛋白质，能提高机体的抗病能力，对生长发育期儿童及术后调养者特别有利。

牛肉中的肌氨酸含量比其他食品都高，肌氨酸对增长肌肉、增强力量特别有益。牛肉中所含的钾可预防心脑血管疾病、泌尿系统疾病；所含的镁则可提高胰岛素合成与代谢的效率，有助于糖尿病的康复。

人群宜忌：术后体虚者和贫血者最宜食用。肥胖者、高血压、动脉血管粥样硬化、冠心病、糖尿病患者宜食。老人、幼儿及消化能力弱的人不宜多吃。患皮肤病、肝硬化、肾炎的人应慎食。

2. 延缓衰老的鲑鱼

鲑鱼是世界名贵鱼类之一，享有"水中珍品"的美誉。鲑鱼中含有多种超强抗氧化成分，因而成为美国《时代》周刊抗氧化食物中唯一上榜的肉类。研究显示，每周吃3次深海鱼就能有效延缓衰老，而鲑鱼是所有深海鱼中抗衰老功效最显著的。鲑鱼中含有Ω-3脂肪酸（DHA、EPA）、虾青素、类胡萝卜素、二甲氨基乙醇、B族维生素、锌、钙、蛋白质。

Ω-3脂肪酸是一种只能从饮食中摄取的强抗氧化剂，包含DHA、EPA，可以保护肌肤免受自由基侵害，起到延缓衰老、抵御紫外线的作用。此外，它还是皮肤屏障的组成成分，可以帮助皮肤锁住水分，具有滋润保湿的功效。虾青素是鲑鱼中的橙红色色素成分，具有超强的抗氧化性，其抗氧化能力是维生素E的550～1000倍，能有效抵抗自由基，延缓衰老，还能够保护皮肤免受紫外线的伤害。类胡萝卜素被称为"抗氧化第一道防线"，能帮助人体减少细胞的氧化，从而延缓衰老。二甲氨基乙醇是一种天然抗氧化物，可以令皮肤下的肌肉收缩绷紧，避免并改善皮肤松弛下垂的现象。

此外，鲑鱼富含核酸，补充核酸可以增加单不饱和脂肪酸含量及血清高密度脂蛋白，从而降低胆固醇。核酸还具有很强的抗生物氧化作用，能有效地预防因血管壁氧化脂质含量过高而造成的动脉硬化。鲑鱼中的不饱和脂肪酸DHA是构成大脑神经系统和视网膜必不可少的物质，有增强脑功能、增强记忆力、预防老年痴呆和防止视力减退的功效。鲑鱼富含的B族维生素和锌，有舒缓压力、抵抗抑郁的作用。

人群宜忌：心血管疾病患者和脑力劳动者最宜食用。尿酸过高及痛风患者不宜多食。

3. 排除毒素的猪血

猪血的营养十分丰富，而且便于咀嚼，易于消化，有"液态肉"之称。它具有极强的排毒功效，是清毒食品中的佼佼者。在日本和欧美等许多国家，以猪血为原料制成的血香肠、面包、点心等食品备受青睐。

猪血中含有血浆蛋白、钴、钾、铁、钠、磷、锌、铜、赖氨酸、卵磷脂、维生素 K。血浆蛋白是合成后的蛋白质。现代医学证实，猪血中的血浆蛋白经过人体胃酸等消化液中的酶分解后，能产生一种有解毒和润肠功能的物质，并能与入侵肠道的粉尘、有害金属等发生化学反应，使其生成不易被人体吸收的废物而排泄掉，从而起到清肠通便的作用。钴，具有抗毒作用，可阻止人体内恶性肿瘤的生长，从其他食品中难以获得。钾，100 克猪血中含钾 56 毫克。钾能帮助排出体内多余钠盐，并能中和酸性食物分解产生的酸性毒素，维持体液的酸碱平衡。

此外，猪血中铁的含量极高，每 100 克猪血含铁 8.7 毫克，而且其吸收率高达 22％以上。铁是造血的重要材料，因此常吃猪血可预防缺铁性贫血。猪血中的钠、钾、磷等矿物质对肾脏疾病和心血管疾病的病后调养很有益处，适用于头晕目眩、吐血、血晕等症。猪血中所含的氨基酸达 18 种，其中，赖氨酸含量高达 14％，可预防老年痴呆症。猪血中含有一定量的卵磷脂，卵磷脂能抑制低密度脂蛋白的有害作用，有助于防治动脉硬化。

人群宜忌：经常在粉尘环境中工作的人最宜食用。老年人及孕妇宜食。高胆固醇血症、肝病、高血压、胃下垂、痢疾、腹泻患者应少食。

4. 提高记忆力的肉类

（1）金枪鱼。别名：鲔鱼、吞拿鱼。金枪鱼只在深度达200～500 米的深海中活动，因此不受或很少受环境污染，是国际公认的绿色水产品。金枪鱼是名副其实的"DHA 鱼"，其DHA 含量在各类深海鱼中最高，堪称"鱼中之冠"。而 DHA是促进大脑发育不可缺少的物质，被称为"大脑黄金"。每 100克金枪鱼肉中的 DHA 含量在 1 克以上。经常食用金枪鱼，能提高记忆力，预防老年痴呆症。

此外，金枪鱼中还含有丰富的 EPA 和维生素 E。EPA，一种不饱和脂肪酸，虽然不能进入脑中，却可以和 DHA 一起发挥营养功效，对提高认知能力、记忆力及注意力有至关重要的作用。维生素 E，可防止构成细胞膜的磷脂中的不饱和脂肪酸被氧化，能防止脑衰，有健脑、增强记忆力的作用。

金枪鱼是低糖、低脂肪、低热量食物，含有优质蛋白和多种营养素，常食有益于减肥和平衡身体所需要的各种营养。金枪鱼中的牛磺酸等成分，能减少血液中的脂肪和胆固醇含量，还具有促进肝细胞再生、提高肝脏排泄功能、降低肝脏发病率的作用。金枪鱼富含多种氨基酸，其中的胱氨酸对吸烟、饮酒等而产生的活性氧和有害物质有抑制作用。金枪鱼富含的 B 族维生素，能维护身心健康。金枪鱼富含铁和维生素 B_{12}，经常食用，能补充铁元素，预防贫血，是辅助治疗贫血的理想食品。

人群宜忌：脑力劳动者最宜食用。心脏病、动脉硬化患者宜食。痛风患者不宜食用。

（2）鳗鱼。别名：白鳝、河鳗、鳗鲡。鳗鱼中 DHA 及 EPA 的含量很高，尤其是 DHA 含量在营养学家推出的排行榜中名列前茅。在日本，鳗鱼是学生营养配餐的必备材料之一。专家称，中老年人常食鳗鱼，可减少老年痴呆症的发生概率。另外，鳗鱼中脂肪、碳水化合物和维生素的含量，在鱼类中独占鳌头，它还兼有鱼油和植物油的有益成分，是补充人体必需氨基酸的理想食物，被称为"水中的软黄金"。

鳗鱼中含有丰富的 DHA、EPA、卵磷脂、锌等营养素。

每 100 克鳗鱼肉中 DHA 含量高达 1100 毫克，DHA 能为大脑补充营养，避免各种脑障碍的发生。每 100 克鳗鱼肉中的 EPA 含量可达 460 毫克，EPA 对增强记忆力有重要作用。卵磷脂是脑细胞不可缺少的营养素，能使大脑变得更灵活，能提高记忆力。锌，能增强大脑功能，提升大脑反应能力和记忆力。

此外，鳗鱼体内含有西河洛克蛋白，因为具有良好的强精壮肾的功效，是年轻夫妇、中老年人的保健食品。鳗鱼的皮、肉中还含有丰富的胶原蛋白，常吃鳗鱼可以养颜美容、延缓衰老。鳗鱼富含的维生素 A 和维生素 E，对预防夜盲症、保护肝脏、缓解压力大有益处。鳗鱼是富含钙元素的水产品，经常食用能使血钙值有所增加，还对预防骨质疏松症有一定的效果。鳗鱼富含氨基酸，有"珍贵氨基酸的宝库"之称，常食有促进蛋白质合成、生长激素分泌和解毒等功能。

人群宜忌：学生最宜食用。老年人，体弱者及年轻人宜食。有慢性疾患和水产品过敏史的人不宜食用。

5. 抗疲劳的肉类

（1）猪里脊。别名：梅肉、腰梅肉。猪肉是目前人们餐桌上重要的动物性食品之一，而猪肉中最瘦、最嫩的部分为里脊肉，营养丰富，其中活力营养物质——维生素 B 的含量相当高，约为牛肉的 10 倍。专家称，猪里脊肉是消除疲劳的最好食物。

猪里脊肉含有维生素 B、蛋白质、铁、半胱氨酸、锌、钙、钠、钾、脂肪、维生素 A、烟酸。

所含的维生素 B_1 能促进糖类代谢，帮助制造维持生命活动的能量，消除疲劳。人体一旦缺乏维生素 B_1，糖类转化为能量的效率就会降低，加上乳酸和丙酮酸等物质的积存，人就容易产生四肢乏力、肌肉酸痛等疲劳症状。猪里脊肉里的蛋白质含量很高，约为 21%，且都是优质蛋白。这些优质蛋白可转化成葡萄糖，为肌肉提供能量，消除疲劳。同时，蛋白质能合成各种酶，其中具有消除自由基作用的抗氧化酶，能增强身体的抗氧化能力，对预防疲劳和缓解疲劳都有很大帮助。每 100 克里脊肉含铁 1.5 毫克。铁在抗疲劳方面发挥着重要作用，且肉中的铁是以血红素铁的形式存在的，吸收利用率较高，对补充铁最为有益。

猪里脊肉除了能为人体提供丰富的铁外，还有能促进铁吸收的半胱氨酸，经常食用可预防缺铁性贫血。猪里脊肉富含锌，锌能协助人体生成抗氧化酶，对保护细胞，延缓衰老有重要意义。猪里脊肉可以为人体提供必需脂肪酸，而且脂肪和胆固醇含量都很低，每 100 克中仅含脂肪 7.9 克，对人体有很好的滋补保健作用。

人群宜忌：浑身乏力者最宜食用。缺铁性贫血者宜食。低血压、低血脂和身体虚弱者宜食。老年人要少食。肥胖、血脂较高者与动脉硬化、冠心病、高血压、肝病、胃病患者应少食。

（2）甲鱼。别名：团鱼、鳖、水鱼。甲鱼是一种珍贵的补品，它肉质细腻、肥腴鲜美，糅合了鸡、鹿、牛、羊、猪五种肉的滋味，有"五味肉"之称。甲鱼营养价值极高，尤其能提高人体的抗疲劳能力，使人精力充沛，预防大脑疲劳，常用于帮助运动员提高耐力，缓解疲劳。甲鱼肉含有天门冬氨酸、维生素 B、铁、叶酸、EPA、DHA、动物胶、角蛋白、铜、维生素 D、蛋白质、组氨酸。

其中，每 100 克甲鱼裙边中天门冬氨酸含量达 1.215 克。天门冬氨酸能帮助人体除去体内堆积的乳酸，消除身体疲劳。每 100 克甲鱼含维生素 B_1 0.07 毫克。维生素 B_1 不仅能为人体提供能量，还是分解乳酸必不可少的营养素。每 100 克甲鱼含维生素 B_{12} 1.2 微克。维生素 B_{12} 能维持神经细胞的活性，有效对抗慢性疲劳。每 100 克甲鱼中含铁 2.8 毫克。铁参与人体内疲劳物质的代谢，有利于消除疲劳。甲鱼中含有的叶酸能够维护大脑健康，防止大脑疲劳。

此外，甲鱼肉中含有以 EPA 和 DHA 为主的不饱和脂肪酸等有效成分，能预防肝癌、胃癌和急性淋巴性白血病，并适用于因放疗或化疗引起的身体虚弱、贫血、白细胞减少等。甲鱼富含的动物胶、角蛋白、铜、维生素 D 等营养素，能够调节人体内分泌，增强人体抗病能力。甲鱼中蛋白质含量很高，脂肪含量极低，且富含烟酸等有效成分，常食可促进糖分、脂肪的分解，降低血糖值。甲鱼中富含的组氨酸，对于婴幼儿成长尤其重要。

人群宜忌：慢性疲劳者最宜食用。肺结核、贫血、身体虚弱者宜食。肾衰竭、肝炎、肝硬化患者慎食。失眠、孕妇及产后便秘者慎食。肠胃功能虚弱、消化不良者不宜多食。

（3）羊肉。别名：羖肉、羝肉、羯肉。肉质细嫩，且在肉类食品中属高蛋白、低脂肪食物，历来被称为滋补佳品。冬季食用羊肉，有进补和防寒的双重效果，还能增强体质。营养专家称：羊肉营养价值高，可迅速补充精力、消除疲劳。民间也有"要长寿，吃羊肉"之说。

羊肉中含有蛋白质、维生素 B_1、烟酸、维生素 B_{12}、维生素 D、钙、铁、锌、硒、钾、脂肪酸。

其中，每 100 克羊肉中含蛋白质 19 克。蛋白质能及时补充人体所消耗的能量，帮助人体迅速恢复体力，消除疲劳。每 100 克羊肉中含铁 2.3 毫克。铁可帮助人体产生热量，并参与氧气和营养的运输，人体缺铁，会造成肌肉供血量不足，导致肌肉酸痛与疲劳。每 100 克羊肉中维生素 B_1 含量为 0.05 毫克。维生素 B_1 能促进糖类、蛋白质、脂肪转化成能量，可阻止乳酸在肌肉中的堆积，从而消除疲劳。每 100 克羊肉中维生素 B_{12} 的含量为 2 微克。维生素 B_{12} 对消除疲劳有特殊的功效。

羊肉含有的大量蛋白质、锌、硒、钾等营养物质能活化人体免疫细胞，提高身体的抵抗力，还能促进新陈代谢，维持细胞活力。羊肉含有的脂肪酸，对预防癌症有积极意义，特别对皮肤癌、结肠癌以及乳腺癌有一定预防效果。羊瘦肉所含的维生素 B_{12} 和铁比猪肉和牛肉要高，是滋补身体的上好食品。羊肉不仅含钙，还含有丰富的维生素 D，常食有促进骨骼生长、预防骨质疏松的作用。

人群宜忌：疲乏无力者最宜食用。胃寒者宜食。肝病、高血压、急性肠炎或其他感染性疾病患者及发热期间的患者不宜食用。牙痛、口舌生疮、咳吐黄痰等上火症状者不宜食用。

6. 缓解压力的肉类

（1）沙丁鱼。别名：沙鲻。沙丁鱼是营养价值极高的深海鱼类，主要有银白色和金黄色等品种。英国、美国等国家有研究显示，世界上居住在海边的人幸福感较强，与他们把沙丁鱼等深海鱼当作主食有很大关系。另有调查显示，在沙丁鱼消费量最多的国家中，抑郁症的发病率最低，自杀的发生率也极低。

沙丁鱼中含有 $\Omega-3$ 脂肪酸（DHA、EPA）、钙、维生素D、沙丁鱼胜肽、维生素 A、苏氨酸、酪氨酸。

哈佛大学的研究证实，鱼油中的 $\Omega-3$ 脂肪酸与常用的抗抑郁药有类似作用，尤其是当血液中 $\Omega-3$ 脂肪酸的含量较高时，大脑中的血清素含量也会随之升高，而使人紧张的神经得以舒缓、心理焦虑得以减轻，继而使人保持心情愉悦。钙是重要的抗压物质，会影响神经传导，能够缓和神经紧张，沙丁鱼中的钙比其他海藻类食物中含有的植物性钙更容易被人体消化吸收。维生素 D 能提高钙的吸收率，从而保证钙更好地发挥减轻压力、稳定神经的功效。

此外，沙丁鱼的蛋白质中富含沙丁鱼胜肽。常食可以阻碍血管收缩素变换酶发生作用，具有很好的降压效果，能预防高血压。沙丁鱼中的 DHA 能增强大脑功能，具有健脑益智、预防老年痴呆的作用；EPA 能净化血液，预防炎症性疾病和癌症。另外，这两种不饱和脂肪酸还能抑制胆固醇的产生，减少血液中甘油三酯的含量，防止血小板凝固，预防因心脏动脉硬化导致的心肌梗死，并能防止血栓形成，对治疗心脏病有特效。

人群宜忌：抑郁症患者最宜食用。儿童宜食。高血压、心脏病患者宜食。痛风患者慎食。

（2）鸡肉。鸡肉是现代营养学一直倡导的健康白肉的代表，其肉质细嫩，营养丰富，能滋补养身、预防疾病，保健价值非常高，被称为"食补之王""最健康的肉食品"。更值得注意的是，鸡肉是缓解压力、消除烦躁不安情绪的能量来源，十分适合疲劳的上班族和工作压力大的人食用。

鸡肉中含有色氨酸、蛋白质、B族维生素、钙、镁、磷脂、精氨酸、亚油酸、糖类、脂肪。

其中，能制造血清素的色氨酸必须靠食物补充，而鸡肉就是色氨酸的主要食物来源。鸡肉中蛋白质含量较高，每100克鸡肉中含蛋白质19.3毫克，并且鸡肉蛋白具有容易被人体吸收利用的特点，是强身健体的上乘之选。鸡肉中B族维生素含量丰富，尤其以对缓解压力具有重要意义的维生素 B_6、维生素 B_{12} 含量最高。鸡肉含有一定的天然抗压力营养素钙和镁，它们在100克鸡肉中的含量分别为9毫克和19毫克。

此外，鸡肉含有对人体生长发育具有重要作用的磷脂类，是膳食结构中磷脂和脂肪的重要来源之一。鸡肉中的精氨酸能改善血液循环，防止血栓形成。食用鸡肉能间接得到丰富的半胱氨酸。半胱氨酸是谷胱甘肽的组成之一，它能使老化的自由基很快失去氧化能力，不再危害人体健康，并能阻止胰岛素持续降低血糖，具有预防低血糖的功效。

人群宜忌：烦躁不安者最宜食用。肥胖者、中老年人、病人、孕妇宜食。

尿毒症患者、高热患者应慎食。动脉硬化、冠心病、高脂血症、痛风症患者应少食鸡汤。

7. 保护视力的肉类

（1）猪肝。猪肝含有丰富的营养物质，其铁、磷、钾含量均超过奶、蛋、肉、鱼等食品，维生素 A 的含量更是高得惊人，每 100 克猪肝中约含有 5000 微克维生素 A。维生素 A 素有"眼睛的维生素"之称，对维护眼睛健康具有重要作用，而天然的维生素 A 只存在于肉类中。专家称，经常科学适量地食用猪肝，可逐渐消除眼病症状，使视力维持在一个健康稳定的状态。

猪肝中含有维生素 A、维生素 B_2、硒、铁、蛋白质、钙、钠、锌、磷、镁、胆固醇。

维生素 B_2 能保证眼睛视网膜和角膜的正常代谢，一旦缺乏，眼睛就会出现疲劳、视物不清、发红、流泪甚至失明等现象。

猪肝中含有一般肉类食品不含或含量极低的维生素 C 和矿物质硒，常食可增强人体的免疫功能，能抗氧化，防衰老，抑制癌细胞的产生。猪肝是补血食物，其含量丰富的动物性铁质和蛋白质、维生素等营养素，可以调节、改善贫血患者造血系统的生理功能，预防缺铁性贫血和佝偻病。猪肝中富含的蛋白质、卵磷脂等营养素，能调节胆固醇在人体内的含量，有效降低胆固醇、高脂血症及冠心病的发病率；还能促进大脑发育，增强记忆力，消除青春痘、雀斑，滋润肌肤，预防老年痴呆症。

人群宜忌：学生以及电脑工作者最宜食用。贫血者宜食。高胆固醇血症、肝病、高血压和冠心病患者应少食。

（2）鲤鱼。别名：鲤拐子、鲤子。鲤鱼是最常见的淡水鱼之一，有河鲤、江鲤、湖鲤、塘鲤等之分，其体态肥壮艳丽，肉质细嫩鲜美，有很高的营养与药用价值，被称为鱼中的"营养之王"。研究显示，吃鱼对保护视力大有益处，尤其能预防老年黄斑病变。研究人员发现，每周吃一次鲤鱼的人，其患老年黄斑病变的危险性可降低40％。

鲤鱼中含天然的维生素A，对提高视力十分有益。其含有的牛磺酸能提高视觉功能，促进视网膜发育，并强化眼角膜的自我修复能力，帮助对抗眼疾。当视网膜中的牛磺酸含量降低时，视网膜的结构和功能都可能出现紊乱。维生素B_1、维生素B_2在100克鲤鱼中的含量分别为0.03毫克、0.09毫克，是防止眼睛干涩、眼睑发炎、畏光、视物模糊等症状的重要物质。鲤鱼中的蛋白质含量高达20％，且为优质蛋白，在人体的吸收率高达6％，具有预防眼部疾病的重要作用。

此外，鲤鱼富含20多种氨基酸和矿物质，具有改善体液循环、镇定安胎的功效。特别是鲤鱼中的钙含量高且稳定，既有催乳、通乳的功效，又能预防骨质疏松症。鲤鱼鱼头中含丰富的卵磷脂，常食对增强记忆有好处。鲤鱼富含的蛋白质可以提高产妇的子宫收缩力，促使子宫尽快排出恶露。

人群宜忌：视力不佳者最宜食用。肾炎水肿、黄疸肝炎、肝硬化腹水患者宜食。心脏性水肿、营养不良性水肿、脚气水肿、咳喘者宜食。妇女妊娠水肿、胎动不安、产后乳汁缺少者宜多食。慢性病者及体虚者少食。

8. 降低胆固醇的牡蛎

牡蛎别名：生蚝、蛎黄、牡蛤、海蛎子。牡蛎肉质鲜美，营养丰富，被誉为"海底牛奶"。不仅如此，它还被我国卫生部确认为药食同源的食品，对很多疾病都有辅助治疗作用，尤其在降低胆固醇方面功效卓著。如今，世界各国都已将其列为副食中的佳品。

牡蛎中含有牛磺酸，其是氨基酸的一种，是牡蛎中最引人关注的营养素，在每 100 克牡蛎中牛磺酸含量达 1.13 克。牛磺酸能与胆汁酸结合形成牛黄胆酸，牛黄胆酸能增加脂质和胆固醇的溶解性，有利于它们排出体外，从而降低血液中的胆固醇含量，抑制胆固醇结石的形成、防止动脉硬化。牡蛎的含锌量在所有食物中最高，每 100 克牡蛎中含锌 9.39 毫克，并且牡蛎中的锌具有易被人体吸收的特点，它能降低血糖值，改善黏稠血液，减少血胆固醇含量。牡蛎所含的大量糖原是人体细胞进行新陈代谢的直接能量来源，在改善心脏和血液循环功能、增进肝脏功能以及保肝解毒方面具有重要作用。此外，牡蛎糖原还可以直接被机体吸收利用，从而减轻胰腺负担，对糖尿病的预防十分有利。牡蛎中含有一定量的谷胱甘肽，谷胱甘肽具有很强的抗氧化能力，能清除致癌的重要因子——氧自由基，具有防癌抗癌作用。牡蛎富含钙、锌、硒、磷等多种矿物质，经常食用可强壮骨骼，调节体液平衡，明显改善体质。尤其适合钙磷代谢失衡或患有骨质疏松症的老年人食用。

人群宜忌：高脂血症、高血压患者最宜食用。男性、中老年人宜常食。脾胃虚寒、胃溃疡或慢性胃炎、痛风患者应少食。

9. 调节血糖的鳝鱼

鳝鱼别名：黄鳝、海蛇、长鱼。鳝鱼肉质细嫩、味道鲜美，是一种高蛋白、低脂肪的优良淡水鱼类，在调节血糖方面效果显著。研究证实，糖尿病患者，特别是血糖波动较大的糖尿病患者，坚持每天食用 100～150 克鳝鱼，对稳定血糖大有裨益。目前，日本以鳝鱼提取物为主要原料，生产出了一种降血糖新药，并已用于糖尿病的治疗。

从鳝鱼中提取分离出的黄鳝素 A 和黄鳝素 B，具有双向调节血糖的功效。对高血糖患者而言，黄鳝素可以降低血糖；而在血糖低于正常值时，黄鳝素又可以升高血糖，预防低血糖的发生。此外，黄鳝素还可以净化血液、保护血管，防止血液中糖分过高而造成血管的损伤。每 100 克鳝鱼肉中含维生素 B_2 0.98 毫克。维生素 B_2 能及时燃烧掉细胞中积存的脂肪，有效防止肥胖，而肥胖是引发高血糖的重要原因。另外，对于糖尿病患者来说，补充足量的维生素 B_2，可维持胰岛素正常分泌，防止血糖升高。黄鳝中含有的卵磷脂能抑制肠道吸收脂肪，还能阻止肝脏制造过多的低密度脂蛋白，从而减少内脏脂肪，保持胰岛素的敏感性。

鳝鱼中的 DHA、卵磷脂是脑细胞不可缺少的营养成分，可延缓脑细胞老化，增强记忆力，预防老年痴呆症。鳝鱼中的色氨酸能制造神经递质血清素，从而减轻人的紧张、焦躁情绪，提高睡眠质量。鳝鱼富含精氨酸，常食能够补肾益精。

人群宜忌：糖尿病、高脂血症、冠心病、动脉硬化患者最宜食用。身体虚弱、气血不足、营养不良者宜多食。脱肛、子宫脱垂、内痔出血、风湿痹痛、四肢酸疼无力者宜食。

有瘙痒性皮肤病者慎食。热证初愈者及痢疾、腹胀者不宜食用。

10. 可预防骨质疏松的其他类

（1）螃蟹。别名：无肠公子、含黄伯。螃蟹分河蟹、江蟹、湖蟹、海蟹、溪蟹五种，是公认的食中珍肴。民间素有"一盘蟹，顶桌菜"的说法。蟹肉不但味道鲜美，而且营养丰富，是一种高钙、高蛋白食品，尤其对骨骼健康十分有益。

　　每 100 克河蟹中含钙 126 毫克。钙能强化骨骼和牙齿，增加骨骼密度，防止骨质丢失，改善酸性体质，从而有效预防骨质疏松症。每 100 克河蟹中的蛋白质含量为 17.5 克。适量摄入蛋白质对骨骼健康十分有益。每 100 克河蟹含维生素 A 389 微克。维生素 A 既能保持骨骼的正常生长和发育，还能促进钙质的吸收。每 100 克河蟹中含锰 0.42 毫克。锰对骨中的碱性磷酸酶有活化作用，能促进骨质合成，维护骨骼健康。每 100 克河蟹中含铜 2.97 毫克。研究表明，缺铜与骨质疏松症的发生有关，增加铜的摄入量，能减少骨质疏松症的发生概率。

　　螃蟹中的某种膳食纤维和抗氧化剂硒共同作用，能清除抵抗自由基和体内致癌细胞，有效预防癌症。螃蟹所含的甲壳素能活化巨噬细胞，促进免疫细胞再生，从而提升机体免疫力。螃蟹富含的牛磺酸，能吸附体内多余脂肪、降低血脂、调节血压，保证身体健康。

　　人群宜忌：骨质疏松症、骨折、外伤患者最宜食用。冠心病、高血压、动脉硬化、高脂血症患者应少食。伤风、发热、胃痛、腹泻、消化道炎症及溃疡、胆囊炎、胆结石、肝炎病患不宜食用。脾胃虚寒者慎食。

　　（2）鲫鱼。别名：喜头鱼、鲫瓜子。鲫鱼是经济型的淡水鱼类，味道鲜美，肉质细嫩，营养价值颇高，并具有一定的药用价值。研究证实，经常食用鲫鱼，可促进骨骼生长，预防骨质疏松症。日本营养学家经研究认为，鱼类是维持骨骼健康的良好食物，尤其是经软化处理过的鱼骨，堪称理想的天然钙片。

　　每 100 克鲫鱼中含钙 79 毫克。补充足够的钙质，能防止骨

中的钙不断析出和减少，从而降低骨质疏松症的发生风险。每
100 克鲫鱼中含蛋白质 17.1 克。蛋白质在保证骨骼强壮，预防
骨质疏松、骨折及骨破坏方面发挥着重要作用。每 100 克鲫鱼
中含维生素 A 17 微克。维生素 A 与骨代谢密切相关，一旦缺
乏，容易造成骨代谢紊乱和骨骼生长停滞，甚至引发骨质疏松
症。每 100 克鲫鱼中含维生素 D 4 微克。维生素 D 能维持血液
中的钙、磷水平，促进钙的吸收和骨质钙化，有助于儿童的骨
骼发育，并能有效预防骨质疏松症和骨软化症。100 克鲫鱼中
镁的含量为 41 毫克。适当地摄入镁，可防止钙的丢失，促进骨
质的形成。

鲫鱼是为数不多的几种富含 Ω－3 脂肪酸的淡水鱼之一。
Ω－3 脂肪酸可促进体内糖的分解和利用，维持糖代谢的正常进
行，还能阻止血小板聚集成块沉积在动脉血管壁上，降低甘油
三酯和低密度胆固醇的含量。鲫鱼含有丰富的卵磷脂，常食有
助于增强神经细胞的活性，提高理解和记忆能力，还能预防老
年痴呆症。

人群宜忌：成长期青少年及骨骼开始衰老的中老年人最宜
食用。慢性肾炎水肿、肝硬化腹水及营养不良性水肿者宜多食。
产后缺乳者宜食。中老年人、高脂血症、高胆固醇者应少食或
不食。

鸡肉怎么吃

我国有"无鸡不成宴"的说法，国内对鸡和鸡肉制品的生
产与消费有悠久的历史。东北更是流传着这样一句话："姑爷领

进门，小鸡吓断魂。"从中可见，鸡肉在生活中是处于招待贵宾的地位。鸡肉的魅力，在于不管用蒸、煮、炖、炸、焗、炒、熏等烹饪方法中的哪一种，都能成为一道不失体面的美味。

关于鸡肉料理，即使小户人家闭着眼睛也能数出许多佳肴来，比如东三省招待女婿必备的小鸡炖蘑菇；最适合大快朵颐的新疆大盘鸡；香酥不油腻的老北京炸鸡；列车标配的德州扒鸡；洪七公吃了都说好的叫花鸡；令人回味无穷的口水鸡；"满堂红"的辣子鸡；带有"家国情怀的"江西三杯鸡；"一锅鲜"的云南汽锅鸡；广东逢年过节必不可少的白切鸡；有"凤凰投胎"说法的猪肚鸡；还有海南文昌鸡等。

鸡身上的每一个部位，都能烹饪出一道美食佳肴，让我们从头说起。鸡头制作的美食有卤鸡头、烤鸡头。鸡胸制作的美食有照烧鸡胸肉、油炸鸡柳。鸡脖制作的美食有卤鸡脖、烤鸡脖等，鸡脖肉少但肉质劲道，这个部位血管和淋巴相对集中，吃的时候最好去皮，因为淋巴等排毒腺体都集中在颈部，这些腺体中有鸡体内的毒素和饲料中的激素。鸡翅腿这个部位连接鸡的躯干臂膀和大腿，由于运动量比较大，所以肉质较有韧性。以鸡翅腿为原料的代表美食有：红烧鸡翅腿、油炸鸡翅腿。鸡翅含有蛋白质、脂肪、维生素 A、磷、钾等营养成分，具有温中益气、补精添髓、强腰健胃等功能，鸡翅上的肉虽然少，但是胶原蛋白非常丰富，而且油脂少，多吃可以让皮肤变得更有弹性。以鸡翅为原料的代表美食有：红烧鸡翅、油炸鸡翅。全鸡腿是鸡腿上方包括连接躯干部位的鸡腿排部分，这里的肉质细嫩多汁，适合各种烹饪方法。以全鸡腿为代表的美食有油炸鸡腿、清炖鸡腿。鸡腿是指鸡带骨的大腿肉和小腿肉，小腿肉又称琵琶腿，鸡腿肉富含蛋白质和铁，肉质较多，且消化率高，易被消化吸收利用，具有强身健体，增强体力之功效。以鸡腿为原料制作的代表美食有卤鸡腿、红烧鸡腿。鸡心富含蛋白质、脂肪以及钙、钾、磷等营养成分，具有补心安神、镇静降压、理气疏肝的功效，适合治疗身体乏力、心慌气短、心烦失眠和低热盗汗等症状。以鸡心为原料制作的代表美食有烤鸡心、辣炒鸡心。鸡肝富含维生素 A、维生素 B_1、维生素 B_2、维生素 B_6 以及铁、硒、锌等多种营养物质。但鸡肝富含胆固醇，所以高胆固醇血症、冠心病和高血压患者应少吃。以鸡肝为原料制作的代表美食有核桃鸡肝鸭片、木耳炒鸡肝。鸡血富含蛋白质、脂肪、糖类、钙、铁、磷等营养成分，具有补血养血、排毒清肠之功效。鸡血中的铁以血红素铁的形式存在，更容易被人体吸收利用，很适合处于生长发育的儿童、孕妇和哺乳期的女性食用。以鸡血为原料制作的代表美食有鸡血豆腐汤、火锅鸡血。鸡爪又称凤爪，富含蛋白质、脂肪、钙、钾、磷、烟酸等营养成分，营养价值高。以鸡爪为原料制作的代表美食有红烧鸡爪、泡椒凤爪。

　　鸡肉自古就是人们的盘中美味，更是现代人的健康食品。中国人爱吃鸡，清代袁牧曾说："鸡功之巨，诸菜融之。"鸡肉口感细嫩鲜香，营养丰富，价格低廉，是家庭日常饮食的理想肉食，适合多种烹调方法。

猪肉怎么吃

　　猪是中国人最初驯养的动物之一，如果说狗的本领是看家，鸡的价值是下蛋，牛的工作是耕田，那么，猪的使命就是作为肉食。似乎每个城市都有与"猪"之间互通的暗语，比如上海是"炸猪排"、无锡是"糖醋排骨"、湖北是"藕汤炖排骨"，东北则是"猪肉炖粉条"……

　　猪的不同部位都有着各自最合适的烹调方法，烹调方式正确才能更好地品尝到它的美味，口感极佳。一般来说，肉的口感与动物年龄、运动情况以及身体部位关系密切。

　　里脊肉是猪腰部嫩肉，以瘦肉为主，蛋白质含量高达19.6％，是猪身上肉质最嫩的部位。里脊肉适合切片煎、炒、煮。但如果烹调时间过长，水分丧失较多，口感就会变硬。在烹调过程中，我们可以采用淀粉、料酒等进行腌制，阻止肉中水分的流失，避免口感变硬。也可以使用嫩肉粉、菠萝汁等预先处理，破坏肌肉结构，嫩化肉质。梅花肉是猪前肩和前腿之间脖颈部位的肉，口感较里脊肉稍硬。其带有大理石纹路，适合香煎。五花肉是猪腹部的肉，蛋白质含量低于里脊肉，但脂肪含量较高。五花肉分为上五花肉和下五花肉，连着猪肋骨的部分是上五花肉，肥肉厚、瘦肉少，口感油腻，适合做肉馅。连着猪肚子的部分是下五花肉，瘦肉相对较多，适合烹制东坡肉、红烧肉、回锅肉等。猪腿肉的瘦肉多、肥肉少，适合做卤菜或焖肉，前腿肉适合做肉丸和肉馅，后腿肉可以用来做著名的金华火腿……

　　这些都是猪身上的大部件，常出现于普通人家的饭桌上，然而真正能体现"吃货"本领的，却是很多人不知道的猪身上的小部件制作出的菜肴。

　　猪网油是在猪的大肠跟小肠之间，包覆内脏的白色网状脂肪。中餐和法餐料理中，一般是包了食材后油煎或油炸。在烧、烤脂肪较少的肉类时，包裹一层猪网油，可防止食材变干柴，而且能为菜品增添油脂的风味。

猪网油在大家眼中的确没有猪肥膘的名气大，但它在"吃货"的眼里却是上天赐予众多名贵食材的一味"提升剂"，尤其是传统老菜中，猪网油的身影比比皆是，如顺德大良的野鸡卷、香港的网油蚝豉卷、香葱网油焗猪肝、潮汕的猪网油炸粿肉、网油鳝鱼、干炸肝花等。猪网油在无形中提升了食材本身的鲜滑度，使其口感更润滑。猪油中含有多种脂肪酸，饱和脂肪酸和不饱和脂肪酸的含量相当，能提供极高的能量，并且含有的维生素 A、维生素 E 也很丰富。需要注意的是，老年人、糖尿病患者、肥胖和心脑血管病患者都不宜食用。

猪喉软骨是一头猪只能取得少量的稀有部位，是喉结到气管之间的软骨。烹调此处，不但能享受到弹脆的口感，也能品尝到令人难忘的美味。猪喉软骨在烤肉店十分受欢迎，切成环状，又被称为"甜甜圈"。猪喉软骨含有丰富的钙质，但此处味道比较腥，烹饪前，须经料酒、柠檬汁、姜汁等祛腥。烧烤时，烤至轻微焦脆即可。当然凉拌猪喉软骨和猪喉软骨炖萝卜也别有一番风味。

猪天梯，通俗来说就是猪上颚，因为形状像梯子，所以被取名为"天梯"。此处组织较硬，烹调后口感爽脆，非常有嚼劲。猪天梯和火锅十分搭配。往往是刚开锅就扔进去。"天梯"在红油汤底中翻滚许久，翻出一朵朵与鱿鱼花类似的脆肉花，口感也与鱿鱼颇有些相似之处，只是更脆，更韧。富含蛋白质、铁、锌、烟酸及维生素 B_1 等营养成分。购买时需注意，新鲜的猪天梯颜色柔和有光泽，同时切面细致紧密，富含弹性。

　　猪生肠也叫猪花肠，是母猪的整个子宫。食用的猪生肠多为母猪的输卵管部位，由于输卵管的形状与猪肠比较相似，并且是生殖部位，所以把母猪的输卵管也称为生肠。猪生肠是猪内脏里最干净的肠，不用像大肠小肠那样反复清洗。市面上的生肠柔软且味道清淡，淡粉红色散发出光泽。猪生肠在广东地区很受欢迎，地道的广粤食客喜好这一口原味，或煲汤或白灼，经滚水烫过后塑形成更加美丽的卷曲状，口感鲜嫩、Q弹、爽滑，没有腥味。此处含丰富的蛋白质，钾、铁、锌、维生素 B_2 和维生素 B_{12}，脂肪很少。而且具有润肠胃、补虚损、丰肌体等作用，一只母猪身上只有一小份，很是珍贵。

羊肉怎么吃

　　羊肉是肉类代表之一，具有高蛋白质、低脂肪、低胆固醇、营养丰富的特质，成年羊的蛋白质中，必需氨基酸含量平衡，因此是相当理想的蛋白质供给来源。但也有很多人表示"羊肉上的腥膻味，让我喜欢不起来"，而对于喜欢吃羊肉的人，吃的恰恰就是这种膻香的味道。

　　羊和其他家畜一样，每一个部位都能食用。各个部位的肉质风味各异。其中羊肩、羊腿是经常活动的部位，肉质较有嚼劲，味道也比较浓郁。

　　因为运动量稍大，羊里脊的结缔组织也略多些，烹调口感稍硬实而有弹性，适合长时间的烧烤、煮炖与卤制。羊排，越靠近后臀的羊排骨头越细，带有筋膜且口感具有弹性；越靠近肩颈部则骨头越粗，肉质较为软嫩，烹调方式选择烧烤或炖煮都可以。羊腱子，分为前腱子和后腱子，此部位因为结缔组织较多，肉质也相对结实而带有弹性，烹调上适合以较长时间的炖、卤方式来料理。羊腩，羊胸腹部带皮或不带皮的肉块，具有丰富的脂肪组织。羊腩肉质相当软嫩，适合红烧或者长时间烹调的料理方式。

羊的品种多，羊肉的吃法也不尽相同。

清炖羊肉。能最大限度保留羊肉的营养成分，也保留住羊肉独有的鲜香。清炖羊肉肉色鲜嫩，汤色清亮。锅具选用砂锅，将羊肉和白萝卜一起炖，有益气补虚，下气化痰的作用。制作方法：把羊肉浸泡在凉水中两小时，中间隔一小时换次水；砂锅里放入适量清水，将洗干净后的羊肉切成小块，连同白萝卜块放入砂锅；加入适量的食盐、花椒、葱姜、大茴、陈皮、山楂、大料等；大火炖煮沸腾，然后转小火慢炖 1～1.5 小时即可。

羊肉火锅。不用说，涮火锅是最常见食用羊肉的方式之一。涮羊肉选料一般选择上脑（脖颈后、脊骨两侧、肋条前的部位）、大三叉（羊腿部位）、小三叉（羊前腿部位）、磨裆（臀尖下方位于两腿内侧）、黄瓜条（与磨裆肉相连，位于羊后腿大腿内侧）五个部位较适合。自己在家涮羊肉时，需先把羊肉用冰块压去血水，再切成薄片，才能保证肉质鲜嫩，不膻不腻。涮羊肉可搭配一些海产品，如海带等，还可加入豆腐或具有清热作用的蔬菜等，以发挥营养价值。制作方法：提前两小时将羊肉从冰箱拿出解冻；用刀将未完全解冻的肉块切成薄片（自己切比买的略厚，口感很好）；然后切一个西红柿放入汤锅中提味；根据个人口味，放入适量火锅底料煮沸；蘸料可以用芝麻酱，根据口味加入其他调料；涮时待羊肉片熟透即可食用。

孜然羊肉。孜然羊肉口感好，羊肉选后腿肉，搭配具有理气开胃、祛风止痛功效的孜然，使肉质更添鲜香。制作方法：选取羊后腿肉一块，沿肉的纤维方向呈90°切成小块，葱、姜洗净分别切段和块；孜然粒放在干净锅内用小火炒干，放在砧板上碾压成细末，与辣椒面一同放在器皿中加味精拌匀；将羊肉放在器皿中，加入料酒、盐、少许水，搅拌均匀放入葱姜，腌渍20分钟把葱姜去掉；炒锅上火，放油烧到六成热把羊肉片放入锅内滑开，炒2分钟后取出；待油温重新升高时再把羊肉片放入锅内炒3分钟取出装盘，加入孜然、辣椒面、味精，拌匀装到盘中，上面撒香菜叶即可。

葱爆羊肉。葱爆羊肉中的葱首选洋葱，其次是大葱的葱白；羊肉选用鲜嫩的后腿肉或里脊；葱爆羊肉的口感香辣、滑嫩、鲜香不膻，这种做法能增加消化酶，保护胃壁，同时具有补阳调理、壮腰健肾、发汗解毒的作用。制作方法：将后腿肉或里脊切成薄片，放入锅中旺火急炒；加入切好的洋葱或葱白，同时加入适量精盐和其他调味料即可。

红焖羊肉。民间谚语说"红焖炊烟浩荡处，今日早市没有羊"，可见这种做法深受民间大众喜爱，红焖羊肉是一道传统美食，特色是"上口筋，筋而酥，酥而烂，一口吃到爽"。部位选择肋条肉最好，辅以胡萝卜炖制，肉烂软香，汤鲜味醇，营养丰富，入腹给人极大的满足感。制作方法：配料选红枣、枸杞等，调料为辣酱、食盐、老抽、糖、胡椒粉、干辣椒、姜片、八角、花椒、桂皮等；将羊肋条肉洗净，切成稍大一点的方块放入锅内,加清水适量;锅内烧热油,放入大蒜和姜片爆炒,然后倒入羊肉翻炒至变色,加调料辣酱、食盐、老抽、糖、胡椒粉等;把炒匀的羊肉转入炖锅或砂锅,放入配料;小火慢炖1小时后,加入胡萝卜,再接着炖1小时直到羊肉酥烂即可。

羊肉烧烤。常见的羊肉烧烤有烤全羊和烤羊肉串,这两种吃法在夏季尤为普遍。

烤全羊是一道大菜,亲朋好友聚在一起时吃起来才更有味道,这样的吃法不仅有仪式感,更重要的是吃起来豪放,一手喝酒一手吃肉,尤其是在空旷的郊野或者草原颇有享受的质感。自己做难度较大,宰杀、架肉、烧烤的时长、火候的掌控都是技术活。烤肉串是大多数人体验过的一种烧烤方式。制作方法:选取瘦羊肉切成小块(是否腌渍根据个人口味而定),用竹签串成串;将羊肉串横架在炭烤炉上,时常翻动避免焦糊;烤熟后,在肉串表面撒上精盐、孜然粉、辣椒粉等即可。当然,也可以使用烤箱烤羊肉串,烤制前需要将肉串腌渍一下,腌渍后的肉串不需要再加食盐,只需要根据自己的口味撒上孜然粉、辣椒粉等即可。

羊杂汤。羊杂即羊下水,包括羊心、羊肝、羊肠、羊肺等,是一种不可忽视的美味食材。羊杂的做法很多,常见的做法是羊杂汤,一个烧饼一碗汤,吃起来别有一番风味。制作方法:将羊杂切碎,辅食为土豆块;调料食材选取葱、姜、蒜、香菜、腌韭菜花、腐乳;调味料选食盐、辣椒油、芝麻酱;将蒜切成末调成蒜汁,葱切段、姜切片、香菜切段;将芝麻酱、韭菜花和腐乳拌成酱料;在锅中加入水,大火烧开放入葱段和姜片煮沸,加入羊杂和土豆块,大火烧2分钟转小火煮2~3分钟关火；盛出一碗羊杂汤，加入 2～3 勺酱料，放入香菜末和蒜汁，加入盐调味，根据个人口味加入辣椒油拌匀即可。

选购牛肉的技巧

牛肉是中国人的第二大肉类食品，仅次于猪肉。牛肉瘦肉多、脂肪少，是高蛋白质、低脂肪的优质肉类食品。在我国农耕时代，牛大多作为耕种之用，民间禁止屠宰用于食用，只有富贵人家才能吃得上牛肉。到了 20 世纪，人们逐渐不再用牛耕地，人们对牛肉的需求才多了起来。

牛肉中含有丰富的蛋白质，氨基酸组成比其他红肉更接近人体需要，能提高机体抗病能力，特别适宜于生长发育和组织修复。牛肉中还富含铁、锌等矿物质元素及维生素等多种物质。通常牛肉部位切割按法式切割，大体可分为 30 多个部位。

（1）臀三尖肉可烤或切牛排，不过炖煮最能表现肉质特色。名称来自长锥状的外形。

（2）蜘蛛肉位于腰椎部位，其美味值得一试，口感软嫩、滋味鲜明、尾韵长。适合一分或三分熟，以免肉质变硬。

（3）上肋排位于肋排之前，切薄片炙烤才能充分享受其美味，焖炖也很适合。此部位油花多、富油脂，风味浓郁有嚼劲。

（4）牛腩是富含油脂的肌肉，如三明治般包住腹肋肉，形状扁长，适合做成蔬菜牛肉锅。

（5）牛颈一般不为人所知，好吃但油脂相当多，适合小火慢煮。

（6）肋排是脊椎周围的肌肉，油花丰富、肉质软嫩，充分熟成后美味难挡，厚度 4 厘米以上较佳。

（7）肋眼，肋排去骨后即为肋眼，优点相同，也可用火烤，不过须避免切得太薄，2 厘米以上为佳。

（8）沙朗位于菲力上方，腰椎两侧，是最美味的部位之一，肉质瘦、纤维短，极细嫩鲜美，适合厚切炙烤。

（9）菲力是极少运动的肌肉，位在牛的腰椎和消化器官之间，具有避震功能。虽然肌肉纤维短，肉质非常软嫩，但是滋味平淡。

（10）小菲力位于脊椎上段，常用于普罗旺斯红酒炖牛肉、勃艮第红酒炖牛肉，偶尔也做成牛排。和菲力完全无关。

（11）牛腹肉是牛腹部的整块肌肉，肉质紧实，适合熬煮，能让美味释放到高汤中，如牛汤锅。

（12）牛膝（前腿或后腿）结实富胶质，适合炖煮，将滋味释放到高汤或汤底。

（13）后腿肉是大腿中间的肌肉，纤维长且肉质细嫩，经常用于炖煮或料理成蔬菜牛肉锅，偶尔也用于烘烤。

（14）横膈膜外部肉极薄，长长的肌肉纤维清晰可见，就在横膈膜内部肉旁边，滋味鲜美，三分熟最好吃！

（15）牛腱（前腿或后腿）肉质结实富胶质，最适合炖煮，让胶质释放美味与光泽。

（16）牛颊肉，鲜为人食却非常美味，肉质瘦但软嫩鲜美。适合小火慢炖，熬出美味精华。

（17）前腿前侧肉可分为两个部分：一是可切成牛排的上前腿前侧肉，二是适合炖煮的下前腿前侧肉。

（18）翼板牛排，就在板腱旁边，最适合做成牛排。剔除中央的筋后，就是油脂少且美味的牛肉。

（19）后腿前侧肉，滋味丰富但肉质结实，经常作为牛排食用。

（20）横膈膜内部肉，其美味令人入口难忘，但是不易购得，因为体积小，商贩也必须花费不少工夫才能切出。滋味鲜美、肉质软嫩，推荐一分或三分熟。

（21）骨髓取自前小腿或后小腿，可在炖肉时加入，让料理滋味更丰富，也可简单地水煮或烘烤。

（22）板腱的肉质较软嫩，可炖煮或做成蔬菜牛肉锅，上部可切开成牛排，非常鲜美。

（23）牛小排为下方肋骨部位，肉质结实，需要长时间烹煮（炖煮）才能使其软化以散发美味。

（24）红屋牛排和丁骨牛排为腰脊末端切片，呈"丁"字形，两者皆包含菲力和沙朗。

（25）牛尾油脂虽多，做成蔬菜牛肉锅的美味绝对令人惊艳，软嫩带胶质，也可制成肉冻。

（26）大腿上外侧肉，是臀部又长又圆的部分，肉质瘦，软嫩鲜美。外形非常适合制作烤肉或生牛肉薄片。

（27）和尚头在后腿上前方，骨头可炖煮，以增添风味。

（28）臀肉可分成三个肌肉纤维短且美味的部分：纺缍肉、臀肉心和臀菲力，臀菲力风味更胜。

牛肉是人们最爱吃的肉类之一，享有"肉中骄子"的美称，在选购牛肉时，不仅要明白哪个部位的肉好吃，也要选购新鲜、品质好的牛肉才能烹调出美味的佳肴。新鲜的牛肉有光泽，红色均匀，脂肪洁白或呈淡黄色，外表微干或有风干膜，不粘手，弹性好，闻起来也没有酸味和臭味。如果牛肉色泽呈暗红、无光泽、脂肪发暗直至呈绿色，这可能就是牛肉变质的征兆。

牛肉是人们餐桌上的一道美味，烹饪出口感佳、味道好的牛肉离不开品质好的牛肉原料以及正确的做法。在购买牛肉时，千万别跟商家这样笼统地说："我买牛排"或"我要做炖肉用的"；而应该精确地说出部位名称，仔细地辨别牛肉品质，才能买到符合自己喜好和需求的牛肉。

浪漫的夜光杯

在我国男女老少都喜欢喝含有活性乳酸菌的饮品，因为其有助消化，能改善人体生理消化系统功能。在巴黎、罗马或者布达佩斯，几乎在任何一家餐厅或者酒吧，都可以吃到一种肉制品或者一种名字叫"萨拉米"的香肠。这种香肠的味道就像酸奶一样。不过，酸奶是喝的，萨拉米是嚼的。这种乳酸味的肉制品，或者说吃肉方法，可能我国有不少人一时还不习惯。

这种吃肉方法，就是吃经过益生菌发酵过的肉制品。在中国，在湖南、贵州交界山区居住的侗族就特别喜爱吃酸肉，这种酸肉，其实就是"发酵肉制品"，主要指在自然或人工控制条件下，利用微生物或酶发酵作用，使原料肉发生一系列生物与物理变化，而形成具有特殊风味、色泽和质地以及较长保存期的肉制品。

此类肉品的特点，是营养丰富、风味独特、保质期长。发酵肉制品食用方法很简单，不需要加热，可直接切片，用蔬菜叶包起来食用，或者用发酵肉片裹住哈密瓜条食用，有红酒佐之，会增添不少风味。

由于肉类通过有益微生物发酵，肉类中的蛋白质发生了变性和降解，既改善产品质地，也提高了蛋白质的吸收率；形成醇类、酸类、杂环化合物等大量芳香类物质，赋予产品独特的风味；产生了乳酸、菌素等代谢产物，降低肉品 pH 值，对致病菌和腐败菌形成竞争性抑制，更重要的是，在发酵的过程中还会降低胆固醇含量和肉品水分含量，极大地提高了肉品营养性和可消化性，还延长了肉品货架期。

最早的发酵肉制品起源于地中海地区，早在 2000 多年前，古罗马人就用碎肉加盐、糖和香辛料等通过自然发酵、成熟和天然干燥制作成美味可口的香肠，产品具有较长的贮藏期。发酵肉制品虽然历史悠久，但其发展相当缓慢。20 世纪 70 年代前，欧美国家的发酵肉制品生产仍处于经验性、季节性、小规模、长周期、高成本的作坊式发展状态。伴随着肉类消费量迅速增长，20 世纪 50 年代才逐渐形成肉类发酵剂及人工控制发酵等现代化生产技术，随着发酵剂的广泛应用和发酵技术的逐步普及，发酵肉制品生产不再受季节约束，并实现了工厂化。目前欧美等国家的部分发酵肉制品已实现规模化、标准化生产，但产品仍以低酸度发酵肉制品为主。

我国也是世界上较早采用腌制、干燥与发酵等方法加工储存肉类的国家。采用低温腌制干燥等方法加工肉制品早在周朝即已盛行，但这种腊肉制品在整个加工过程中，没有发生乳酸菌利用碳水化合物发酵生成乳酸的过程（或只有极弱的发酵），所以从严格意义上来说不能算作发酵肉制品。我国较早的发酵肉制品是以金华火腿为代表的各种火腿和风干香肠，属于低酸

发酵肉制品。金华火腿已有 800 余年生产历史，并于民国初期
获得国际巴拿马金奖，由此可见我国低酸发酵肉制品不仅历史
悠久，而且技术领先。但与国外相比，我国发酵肉制品加工发
展极其缓慢。直至 20 世纪 70 年代，我国传统的金华火腿、如
皋火腿、宣威火腿和干肠等低温腌制发酵肉制品的消费、生产
和研究才有长足的发展，但是其生产仍处于以依赖自然环境为
主的粗放型状态，加工过程标准化程度低。

发酵肉制品的产品特点为其原料为健康的畜肉或禽肉，其
瘦肉含量一般控制在 50%～70%，肥肉要求脂肪熔点高。辅料
主要包括氯化钠、糖、硝酸盐（或亚硝酸盐）、抗坏血酸钠等，
也可适当加入胡椒、辣椒、大蒜、肉豆蔻和小豆蔻等香辛料以
调节产品风味。

发酵菌种可以从自然成熟的产品获取，也可采用商业发酵
剂，无论哪种方式，接种量不得小于 $10^6 CFU/g$，经充分搅拌，
保证发酵剂均匀分布。发酵和成熟过程中，影响产品品质的主
要因素是温度、湿度和空气流速。发酵温度通常在 20 ℃～
40 ℃之间，发酵温度越高，所需时间越短。在干燥成熟阶段，
还应注意湿度和空气流速的控制。

有些发酵肉制品，在成熟过程中还要进行熏制，熏制温度
通常在 60 ℃以下。熏制的作用包括赋予产品特有的烟熏味，减
少产品水分，提高产品中心温度以杀灭寄生虫等。

传统发酵肉制品中的微生物是原料中偶然混入的野生菌。
发酵肉制品中的微生物主要有细菌、霉菌和酵母菌，它们对发
酵肉制品品质的形成起到了各自不同的作用。

目前，发酵肉制品生产中应用较多的细菌包括乳杆菌属、

片球菌属和微球菌属等属的部分菌种。

　　乳杆菌是最早从发酵肉制品中分离出来的微生物，在目前的自然发酵过程中仍占主导地位。乳杆菌在发酵中的主要作用包括：将碳水化合物分解成乳酸从而降低 pH 值，促进蛋白质变性和分解，改善肉制品的组织结构，提高营养价值，形成良好的风味（发酵酸味）；促进 H_2O_2 的还原和 NO_2 的分解，从而促进发色，防止肉的氧化变色；产生乳酸菌素等抗菌物质，抑制病原微生物的生长和毒素的产生。片球菌是最早作为发酵剂用于发酵肉制品生产的细菌，也是发酵肉制品中使用较多的微生物，可利用葡萄糖发酵产生乳酸，不能利用蛋白质和还原硝酸盐。较早应用的是啤酒片球菌（*Pediococcus cerevisiae*），而随后应用较多的是乳酸片球菌（*Pediococcus acidilactici*）和戊糖片球菌（*Pediococcus pentosaceus*）。微球菌发酵产酸速度慢，主要作用是还原亚硝酸盐和形成过氧化氢酶，从而利于肉品发色，促进过氧化物分解，改变产品色泽，延缓酸败，此外也可通过分解蛋白质和脂肪而改善产品风味。变异微球菌（*Micro-coccus varians*）是用于肉制品发酵的主要微球菌种。

　　由于霉菌的酶系非常发达、代谢能力较强，因此我国的传统发酵肉制品中霉菌运用较多。但是某些霉菌可代谢产生毒素而对人体造成危害，因此，用于发酵肉制品的霉菌应经过严格的筛选，确定其不产生霉菌毒素。用于肉制品发酵的霉菌主要是青霉，包括产黄青霉（*P. chrysogenum*）和内地青霉（*P. nalgiovense*）等，也有将白地青霉（*P. cundidum*）和娄地青霉（*P. roqueforti*）成功应用于发酵肉制品生产中。霉菌在肉制品发酵中的作用主要包括：通过发达的酶系，分解蛋白质、脂肪，产生特殊的风味物质；霉菌是好氧菌，具有过氧化氢酶活性，可通过消耗氧，抑制其他好氧腐败菌的生长，并防止氧化褪色和减少酸败；菌丝体在肉制品表面形成"保护膜"，减少肉品感染杂菌的概率，并能控制水分的散失，形成肉制品独特的外观。

酵母菌中应用较多的有汉逊氏巴利酵母（*Dabaryomyces hansenii*）和法马塔假丝酵母（*Candida famata*）。其主要作用是：发酵时逐渐消耗肉品中的氧，降低肉中 pH 值，抑制酸败；分解脂肪和蛋白质，产生多肽、酚及醇类物质，改善产品风味、延缓酸败；形成过氧化氢酶，防止肉品氧化变色，有利于发色稳定。此外，酵母菌还能一定程度地抑制金黄色葡萄球菌的生长。

中国引进西式发酵肉制品小规模生产线，始于 20 世纪 80 年代末至 21 世纪初。在北京、上海、南京、山东和云南等地，陆续开展发酵肉制品工艺、发酵菌种筛选、发酵剂配制等研究，并且将产品投放市场。虽然发酵肉制品营养丰富，但是由于中国广大消费者的吃肉习惯，绝大多数限于家庭厨房生鲜肉类烹饪，所以市场消费量可以说是微乎其微，最大消费的场所是五星级酒店的自助配餐，有发酵香肠如萨拉米、培根或库巴。所以说，中国发酵肉制品还处于起步或者商业启蒙阶段。

香肠主要有热那亚式萨拉米香肠、加红辣椒的猪肉干香肠等。按发酵程度（通常以制品的 pH 值表示）分为低酸度发酵肉制品和高酸度发酵肉制品，该分类方法能直接反映发酵肉制品的品质。低酸度发酵肉制品通常指发酵后 pH≥5.5 的发酵肉制品。制品一般采用低温发酵和低温干燥制成，通过低温和提高盐浓度抑制杂菌。这类肉制品主要有法国、意大利、匈牙利的萨拉米香肠、西班牙火腿等。高酸度发酵肉制品是指发酵后pH<5.4的发酵肉制品，多数通过接种发酵剂或接种已发酵的香肠进行发酵生产。

自20世纪70年代欧美国家肉制品开始工业化发展以来，众多学者已对发酵肉制品加工过程的原料要求、食盐添加量、碳水化合物种类和添加量、绞制、腌制、充填温度、腌制时间、肠体直径、发酵温度与时间、干燥温度与时间等基本工艺进行研究。在此基础上，美国在1982年颁布了《发酵香肠加工操作指南》，德国也于20世纪80年代中期开始建立了发酵肉制品加工关键点质量管理体系，并逐步推广实施。如今，欧美国家在多种发酵肉制品的生产上已具备工业化、规模化、规范化的加工工艺。近年来，在如何利用内源、外源蛋白酶和脂肪酶促进肉中蛋白和脂类降解以改善产品品质、缩短加工时间等方面的研究也成为生产工艺改进研究的方向。发酵肉制品中酶的来源主要有三种途径，包括肌肉组织内源酶、微生物酶和外源添加酶。在内源酶应用方面，目前研究发现虽然发酵肉制品中的各种内源蛋白酶、脂肪酶在发酵过程中降解脂肪、蛋白质形成风味物质的作用各不相同，但对发酵肉制品加工、成熟过程中蛋白和脂肪的酶解起主要作用。在添加外源酶（多为微生物来源）方面，研究表明在发酵香肠中添加胰脂肪酶可使干香肠在成熟过程中脂肪提前水解，影响风味物质形成，用圆柱假丝酵母（*Candida cylindracea*）的脂肪酶代替微生物发酵剂进行干香肠发酵，在成熟过程中脂肪水解的活性明显提高，但对产品风味特性影响不大。添加类干酪乳杆菌的蛋白酶、乳杆菌的蛋白酶 NcDo151 等能够促进干发酵香肠的蛋白水解，改善感官特性，加快发酵香肠的成熟，缩短成熟时间。而有些蛋白酶，比如木瓜蛋白酶和链霉蛋白酶，虽然能促进肉类蛋白质分解，但易造成产品蛋白质水解过度，导致香肠组织软化，影响产品感官特性。

发酵肉制品具有营养价值高、安全方便和保质期长等优点，中国发酵肉制品生产尚不成规模，多属于作坊式生产，工业化程度低，普遍设备简陋，存在发酵剂匮乏和技术标准不规范等问题。因此如何在吸收西式发酵肉制品技术的基础上，结合我国传统发酵工艺，利用筛选、传统育种、基因工程等技术，选取活力强、菌数高、风味好、色泽优、安全可靠的微生物发酵菌种，利用冻干、浓缩等工艺制备针对性强、功能多样、使用便利的直投式发酵剂，同时有针对性地改进生产工艺、规范技术标准，开发符合中国人口味的发酵肉制品，对我国发酵肉制品生产早日实现工业化、规模化和规范化十分重要。相信总会有一天，中国的发酵肉制品消费就像喝酸奶那样得到普及，将造福中华民族的千秋万代。

鱼虾蟹参不要生吃

随着生活水平的提高，人们吃腻了传统方法烹饪的各种肉食，越来越追求口感的刺激，天上飞的、地上跑的、水里游的，什么都想品尝，吃的方法也千奇百怪，许多人都喜欢吃生鲜的鱼虾蟹参，认为鲜嫩有营养。在我国有以生海鲜为主料制作的菜品，潮汕地区的生腌海鲜、江浙一带的醉蟹，都是生腌美食的代表，洗干净的海鲜与蒜姜末、辣椒、酱油、白酒等材料混合，既保留了海鲜的鲜味，也让口感更嫩滑。虽然生腌的味道鲜美，但这种吃法很不安全，存在危害健康的隐患。

有人认为，鲜鱼活虾在生食前只要加些酒、盐、酱油、醋等佐料，就可杀死寄生虫囊蚴，何况食入后还要经过酸性胃液的消化，生食不会有问题。但科学家经过多次实验证明，上述方法根本就不能完全杀死囊蚴，实验结束时仍有近一半的囊蚴存活。有些寄生虫病，就是人们生食鱼虾造成的。此前有一个报道，一位患者因咳嗽、胸痛一个月，去医院被诊断为"肺炎"，但经多次治疗后，仍没有缓解，经医生反复盘问，才了解到这一不容易引起注意的细节。原来患者曾因下河捉蟹，被螃蟹夹住，他气不过"以牙还牙"咬了螃蟹，因此将生螃蟹中的肺吸虫带入了体内。肺吸虫不仅能够寄生于肺部，还能寄生于脑、脊髓、腹腔、肠、肾、皮下等组织，若不及时救治，将会导致相应脏器受损。

关于螃蟹引发的悲剧其实不止这一起。不管是各种鱼类、虾类、蟹类，还是各种贝类食物中都极有可能会含有大量寄生虫，比如异尖线虫。虽然这种寄生虫用 60 度的白酒浸泡 15 分钟之后，就可以被杀死，但极少有人会使用 60 度的酒去腌制深海鲜。大部分地区腌制海鲜所用到的黄酒度数只有 20 度左右，所以无法将这种寄生虫杀死。其次，生的海鲜可能感染创伤弧菌。创伤弧菌指的是海洋创伤弧菌，被称为海洋当中的无声杀手，在牡蛎、螃蟹、海鱼等海洋生物当中，就携带大量的海洋创伤弧菌。这种细菌属于非霍乱弧菌，会通过食用生的海鲜产品，以及接触到被感染的海水或海产品而感染。一旦感染上海洋创伤弧菌，不但会引发肌炎和筋膜炎，还会诱发坏疽以及败血症，对健康和生命有着较大威胁。此外，很多海鲜能作为病毒的传播者，传播肠胃炎型病毒、肝炎型病毒及其他疾病型病毒。比如甲肝病毒，尤其是在毛蚶当中，极有可能会存在大量的甲肝病毒。曾在1988年的时候，上海就出现了30万人甲肝大流行现象，其患病原因便是食用了带有甲肝病毒的毛蚶。在一些生腌海鲜当中，极有可能还会存在着诸如病毒。比如在牡蛎等贝类食物当中，就含有大量的诸如病毒，一旦感染就会诱发病毒性肠炎，从而使患者出现严重的腹泻、呕吐等症状。

在秋季，蟹肥膏多，螃蟹成为很多人餐桌上的最爱。但水产品中可能含有各类寄生虫、致病菌等，会引起腹泻、腹痛、发热、肠胃炎，严重的还可能危及生命。很多人用酒、醋，或其他调料腌制后，认为达到了消毒的标准，但高浓度酒和医用高浓度酒精有差别，生腌食品浸泡时间、浓度和深度可能都不达标，存在很大风险。因此，不管是哪一类人群，在吃海鲜的时候，一定要将其彻底烹饪熟。

控制食欲

健康饮食，既要满足舌尖上的欲望，但又不能以损失身体健康为代价。中国历朝历代对膳食管理高度重视，从周朝开始已建立皇家的御医管理体系，其中把膳食管理放在仅次于疾病管理的地位。清代御医级别分18级，最高级别即正一品太医；次顶级为从一品饮膳太医。可见，中国古代皇家都是非常重视食物与健康管理的。

世界卫生组织调查发现，健康状况取决于生活方式管理。所以说，当你想减肥，然而又管不住嘴巴的时候，必须要考虑，把食欲控制摆在健康的首要位置。

食欲是支配摄食的生理与心理反应。当然，食欲与饥饿感结伴而行，往往由饥饿感引发，有时也是心理对某种美味的向往或选择。风卷残云、馋涎欲滴、垂涎三尺、望梅止渴，都是描写食欲及食物对胃口刺激的词语。当不想吃东西时，偶然尝到可口的食物，就会产生食欲。控制食欲，不是一个简单的事情。

2022年8月《细胞代谢》期刊发布了来自瑞士巴塞尔大学和巴塞尔大学医院科学家的研究报告：一种叫作白细胞介素 1β（IL1B）的炎症因子，参与了对感染或组织损伤的免疫反应。在此之前人们并不知道对食物的感官知觉是如何向胰腺发送信号以增加胰岛素分泌的，甚至在碳水化合物进入身体之前仅仅是看到和闻到食物就会引起胰岛素的释放。这些条件下的胰岛素释放就依赖于短期炎症反应。这种炎症反应在肥胖者身上更加明显，以至于它实际上会降低他们分泌胰岛素的能力。

只是想到食物也会使身体产生各种反应，其中最直接的可能是流口水。胰岛素分泌的这一阶段被称为神经介导的阶段。

研究负责人、生物医学系和内分泌诊所的马克·多纳特（Marc Donath）教授解释说："这种炎症因子在健康人的正常胰岛素分泌中占有相当大的比例，这一事实令人惊讶，因为它也参与了 2 型糖尿病的发展。"这种形式的糖尿病也被称为"成人发病型糖尿病"，是由于慢性炎症损害了胰腺的胰岛素分泌细胞等而引起的。这是 IL1B 发挥关键作用的另一种情况。在这种情况下，它的分泌量是增高的。考虑到这一点，临床现在正在研究针对这种炎症因子的抑制剂是否适合作为糖尿病的治疗药物。

当涉及神经介导的胰岛素分泌时，情况有所不同。研究报告的作者、内科住院医师索菲娅·维德曼（Sophia Wiedemann）博士说："饭菜的气味和带来的视觉刺激刺激大脑中被称为小胶质细胞的特定免疫细胞。这些细胞短暂地分泌 IL1B，这反过来又通过迷走神经影响自律神经系统。"然后这个系统将信号转发到胰岛素分泌的部位——胰腺。

然而，在病态肥胖的情况下，这种神经介导的胰岛素分泌阶段被破坏了。具体来说，是由最初的过度炎症反应造成的。

马克·多纳特（Marc Donath）总结说："我们的结果表明，IL1B 在连接感官信息（如视觉和嗅觉）与随后的神经介导的胰岛素分泌方面起着重要的作用，并调节这种连接。"哪怕是只看不吃，食物依然会通过视觉和嗅觉来刺激大脑，进而诱发炎症。这种炎症还会干扰人体的胰岛素分泌，使体重调节变得更加困难。

如何控制食欲，已经成为减肥群体中的热门话题。其实，控制食欲并不难，知道控制食欲的焦点在哪里，再来对症下药。

1. 是什么刺激了中枢神经？通常情况下，当我们摄入足量的食物后，控制食欲的神经中枢就会发出"吃饱了"的信号。但是，一项研究发现，长期吃炸鸡、烧烤等高脂肪食物，会使大脑中掌管食欲的神经元功能失调，导致"强迫样进食行为"出现。简而言之，就是明明不饿，还是不自觉地想吃东西。高脂肪食物不仅让人难以控制食欲，还会像吸食尼古丁一样让人上瘾、难以自拔。因为这类食物会促使人体释放大量的多巴胺，使大脑感觉满足和幸福，正是这种感觉让人"念念不忘"。持续3天的高脂肪饮食后，下丘脑就会出现炎症，进一步激活大脑中控制食欲的神经元，使人对高脂肪食物更加渴望。接着再吃清淡的食物，大脑便会下意识地发出排斥信号，使我们感觉食之无味。

2. 如何摆脱食欲的"支配"？长时间的高脂肪饮食，不仅容易引发肥胖，还会增加糖尿病、肠胃疾病、急性胰腺炎等多种疾病的患病风险。因此，控制食欲、避免脂肪和热量摄入过多十分有必要。

（1）降低高脂肪食物比例。建议大家在三餐中循序渐进地降低高脂肪食物的比例，直至将每日的胆固醇摄入量控制在300毫克以内。假如某天没忍住，吃了很多油腻的食物，那么最好在接下来的3～4天进清淡饮食，多吃木耳、洋葱、茄子、芹菜等蔬菜，帮助肠道重回清爽的状态。

（2）适当摄入优质脂肪。脂肪作为人体必需的营养素，完全不吃是不可取的，因此建议大家多食用"健康脂肪"，例如三文鱼、沙丁鱼等，深海鱼中富含不饱和脂肪酸，对保养关节、降低心血管病风险很有帮助。此外，鳄梨、杏仁、橄榄油中同样富含不饱和脂肪酸，平日里可以适当多吃。那么，如何将脂肪的摄入量控制在合理的范围内呢？这是一项比较复杂的管理，我们可以借助一些软件的饮食分析功能帮助我们做好膳食管理。只需在饮食日记中记录每一餐吃了哪些食物，点击饮食分析，即可获取三餐热量、三大营养素占比、食物成分摄入等多维度的分析报告。同时，分析还会给出对应的建议，帮助我们将饮食调整得更健康。

吃肉的老人更长寿吗

　　肉是餐桌上的重要角色，有人甚至顿顿都不能少。不过，随着生活条件的改善，越来越多人关注自己的身体健康，吃肉却变成了一件十分纠结的事情，尤其是对于老年人而言。过去曾经流行一句话："千金难买老来瘦"，主要认为"三高"、心血管疾病等与肥胖有关，所以应该少吃肉；然而又有人认为不吃肉会使身体瘦弱，体质差、易生病。那么，上了年纪，究竟该少吃肉，还是多吃肉呢？

　　世界上有11个国家开展了以吃肉与长寿为内容的研究项目，发表于国际著名医学期刊上。该项目报告指出：摄入较高的蛋白质，主要来源是肉和鸡蛋，相对于吃素比较多的老年人来说，患癌风险更低。老年人吃肉，反而有助于延年益寿。

　　蛋白质摄入量每天达到40克以上的老年人，死亡率仅为18％，而摄入量低于40克的老年人，却有31％的死亡率。这个结论与以往结论不同，似乎不好理解。由此引发的一些问题，医学专家又给予了新的诠释。

　　1. 老年人的生理需要

　　（1）老人为什么要增加肉类摄入？医生常说，老年人需要吃肉，基于三个方面：①预防营养不良。老年人的进食量减少、消化吸收能力下降，导致能量、营养的摄入吸收减少，易出现营养不良的情况。根据相关统计数据，中国65岁以上的老人，超过50％的人营养不良，而广大农村地区的情况更加严峻。肉类中富含蛋白质和脂质，能为人体提供重要的基础营养，同时

肉类也是维生素 B_{12}、钙质、镁等营养素和矿物质的重要来源，而这些营养素，又正是老年人容易缺乏的。②避免骨质疏松和肌少症。人体肌肉量减少从 40 岁左右就已开始，50 岁后每年肌肉量减少 1％～2％，60 岁后肌肉丢失约 30％，80 岁以上肌肉量减少可达 50％左右。而肌肉量的减少，会增加骨质疏松、骨关节炎等的发生，同时增加跌倒、骨折、残疾甚至死亡的发生率。肌肉的生成需要蛋白质，假如一个人肉吃少了、蛋白质缺乏，肌肉就"没饭吃"了；再加上，老年人本来吸收营养和合成肌肉的能力就比较差，这又进一步增加了肌肉量减少的概率。③延缓大脑衰老。人老了以后抗氧化物浓度减少，而吃肉类既可以帮助提高抗氧化物浓度，也可以恢复脑组织中的乙酰胆碱酯酶活性，从而减少脑细胞受损，避免记忆力下降等问题。

（2）多吃肉不等于摄入高热量饮食。研究人员强调，老人在适量增加肉类的同时，一定要减少精制米面、薯类等碳水的摄入，将总热量控制在正常范围内。否则，"三高"、肥胖、心血管问题也可能会找上门。

另外，阿拉巴马大学的一项研究指出，低碳饮食，适当减少米面糖的摄入，多吃肉蛋鱼，可显著改善老年人的健康状况，在保持瘦体重的前提下减肥，并且减去内脏脂肪，还能提高胰岛素的敏感性，减少罹患多种疾病的风险。

2. 把握大方向，吃肉讲科学

（1）少吃红肉，常吃白肉。红肉主要包括猪、羊、牛、驴等家畜的肉，含有较高的饱和脂肪酸，过量食用会增加高血脂、冠心病等心血管疾病的风险。据《中国居民膳食指南》建议，每日红肉摄入量最好控制在 50 克以内。

　　白肉包括鸡、鸭、鱼等，相对而言，脂肪含量少、蛋白质含量更高，且含有的蛋白质氨基酸组成与人体所需的氨基酸更接近，更利于消化吸收。尤其是鱼肉，富含不饱和脂肪酸，有助于控制血脂，对保护心脑血管更有帮助。切记：少吃红肉，不是不吃红肉，因为红肉中的铁元素含量，白肉是没法比的。

　　2. 吃肉，需控制摄入量。①每天单吃一类肉时，没有腿的吃 8 口，两条腿的吃 6 口，四条腿的最多吃 3 口（每口肉约 10 克）。②三类肉全吃时，鱼虾吃 5 口，鸡鸭吃 3 口，猪羊吃 1 口（每口肉约 10 克）。不吃肉时，就多补充豆制品，因为豆制品富含植物蛋白，在一定程度上可以代替肉类补充蛋白质。

　　3. 最好不吃加工肉、腌制肉。世卫组织将加工肉列为一级致癌物，建议最好不吃。加工肉中含有一定量的亚硝酸盐，可能会产生微量致癌物亚硝胺，增加癌症风险；而且一些加工肉制品中还可能添加了防腐剂、增色剂等，会加大肝脏、肾脏负担，多吃易损害肝肾功能。

　　实在喜欢吃的人每天要控制在 20 克以内，且可先在开水中煮一下，减少盐分等，然后再搭配新鲜蔬菜进行烹饪。而像腊肉、咸鸡等含盐过量，一方面会使肉中的营养素流失，另一方面会加重或导致血压升高、波动，对人体心血管也是不利的，而且其中产生的亚硝酸盐，会间接增加食管癌和胃癌的发生风险。

　　4. 注意烹饪方式。尽量少用煎、炸、烤的方式。富含蛋白质的食物在 200 ℃以上会产生杂环胺类致癌物；富含脂肪的食物在接近 300 ℃时会产生大量苯并芘；含淀粉、糖和蛋白质的食物在 120 ℃～180 ℃之间会产生较多丙烯酰胺，这些产物都有可能致癌。

相对而言更推荐炖肉，因为炖肉鲜嫩柔软，老年人的咀嚼功能大多衰退，炖肉较为适宜，而且小火慢炖，可以减少饱和脂肪酸。《食品科学》杂志一项实验表明，猪肉经过长时间炖煮后，脂肪含量会减少30％～50％，不饱和脂肪酸增加，胆固醇含量下降；在炖煮120分钟时，饱和脂肪酸下降最多。

5. 肉类的"最佳搭档"。肉类选对了"搭档"，能让人安心吃、不发胖。①富含膳食纤维的蔬菜：魔芋、干松蘑、干冬菇、笋等。膳食纤维能辅助抑制脂肪吸收，吸附脂肪并排出体外；还能延缓胃排空，增加饱腹感，帮助控制食量。②菌菇类：香菇、鸡腿菇等。菌菇类含有菌固醇（植物甾醇的一种），能让胆固醇异化，减少胆固醇的吸收；而菌类里的蛋白质不够完整，缺乏某些氨基酸，与肉炖在一起，不仅味道好，还能够起到氨基酸互补的效果。因此不论是红烧肉还是小炒肉等，都可以适当增加这两类食材一起烹饪。

吃肉的法则

自古以来，历朝历代的"吃货"，不乏其人。可是，没有哪一位能跟北宋大家苏轼（1037—1101 年）比高低、论水平。因为，苏轼集文学家、书法家、画家、美食家和烹饪大师于一身，堪称旷世奇才。

苏轼，世称苏东坡（今四川省眉山市人，祖籍河北栾城）。他有"大江东去，浪淘尽，千古风流人物"的豪放，又有"十年生死两茫茫，不思量，自难忘"的婉约，更有"归去，也无风雨也无晴"的旷达超脱。在诗、词、散文、书、画等方面，苏东坡都取得很高的成就。

岁月无情，人生坎坷。苏轼给后人留下的除了文学艺术之外，还有美食无数，豁达的性情加之其健康的饮食可能正是他长寿的秘诀。

中国有不少研究苏轼的人，有的是学者，有的是平民百姓。我有一位朋友，是一位嗜书如命的人。他以经营古旧图书为职业。他是苏东坡的忠实粉丝，或者说是痴心苏东坡身世研究的学者。如果读者有耐心，不妨阅读一下我所摘录他的部分研究笔记。当你看过之后，你就明白他的心路历程。他在笔记中这样记录着：

三苏祠内，洗墨池三米见方，墨绿的水中葳蕤出丛生杂草，像一根根倒悬的毛笔。苏轼兄弟就是在这方小池浣洗毛笔。苏轼是天才，聪明如他却依旧勤奋好学。"文房四宝"笔墨纸砚，宋代砚台特有名气。一个打磨砚台的故事为苏轼的好学和心细做了最好的注脚。

苏轼常在三苏祠菜园中劳动，累并快乐着。每次掘土，孩子们都会有不同收获。一天，苏轼掘出一块美丽石板。这石板既有晶莹光泽，又有精美条纹。一敲击，竟发出清脆的金属声。苏轼拿起这块石板说："我用它来做砚台如何？"堂妹回答："我看石板如此漂亮，不如找个工匠打磨后做成首饰。"苏轼摇了摇头："你看石板纹理多疏，一定易吸收水分，保持潮湿，我看还是用来做砚台比较好。"苏洵得知此事，窃喜儿子小小年纪竟如此好学且心思细腻，遂找来工匠，将石板打成一块砚台送给了苏轼。苏轼曾于《天石砚铭》中记录这一往事。此后，苏轼一直把这个砚台带在身边。

元丰二年（1079）秋七月，苏轼获罪下狱，家人流离，书籍散遗。翌年二月到达黄州（今湖北黄冈）。他说"长江绕郭知鱼美，好竹连山觉笋香"。他被贬往岭南，说"日啖荔枝三百颗，不辞长作岭南人"。即使又被贬谪到更边远的海南，他也不忘写下"海蛮献蚝，剖之，得数升。肉与浆入与酒并煮，食之甚美，未始有也"。人有真乐，虽至苦亦不能使之不乐。

吃，就是苏东坡的一大快乐。他也自谑自己为"老饕"，饕餮原本在古代传说是一种贪吃的野兽。他如此比喻自己，说明他是一个极为爱吃、极其贪吃的人，还是一个积极、乐观和向上的人。

苏轼不仅好诗、好吃，而且好烹，下厨能做出系列自主创新的拿手绝活。粗略盘点"东坡系"菜肴还真不少，有东坡肉、东坡鱼、东坡肘子、东坡豆腐、东坡饼、东坡羹……其中最负盛名的，要数东坡肉了。

东坡肉，众所周知。肥瘦结合，肥而不腻，软糯合口，入口即化，配上料酒和调料味道妙不可言。苏轼从来没有忘记"东坡肉"，在茅屋里的油灯下，写就打油诗《猪肉颂》："净洗铛，少著水，柴头罨烟焰不起。待他自熟莫催他，火候足时他自美。黄州好猪肉，价贱如泥土。贵者不肯吃，贫者不解煮。早晨起来打两碗，饱得自家君莫管。"

打油诗中记录了烹制东坡肉的操作细节，如把锅子洗得干干净净，放入少许水，燃上柴木，控制火候，用温火来煨炖。从中可见，苏轼先生对制作美食的敬重，把吃肉当成生活与健康的大事。他特别强调，不论何时，吃饱肚子都是一件重要的事。

东坡肉是苏轼先生从生活实践中学习、总结，再实践而来的健康美食，至今还是人们喜闻乐见的菜肴。用现代营养学观点来分析，依然不失为一种有益身体健康的食品。

但是，不论中餐还是西餐，对任何美食和可口菜肴都不要贪吃，既是餐桌上的礼仪需要，也是食物与健康的需要。

贪吃和过量饮食，是一个不良的习惯。如果不控制饮食，将会带来难以逆转的伤害。

一位医生朋友曾说，每逢饭局他都会友情提示："不能不食，不能贪食"。贪食起码有10种隐患：（1）疲劳。吃得过饱，会引起大脑反应迟钝，加速大脑的衰老。人们在吃饱后，身上的血液都跑到肠胃系统去"工作"了，容易让人处于疲劳状态，昏昏欲睡。（2）神经衰弱。晚餐过饱，鼓胀的胃肠会对周围器官造成压迫，使兴奋的"波浪"扩散到大脑皮质其他部位，诱发神经衰弱。（3）肥胖。现代人常吃的高脂肪高蛋白的食物，消化起来更加困难。多余的"营养物质"堆积在体内，其后果就是肥胖和一系列富贵病。肥胖会带来包括心血管疾病、高血压、糖尿病、脂肪肝、动脉硬化、胆囊炎等，再加上由此带来的并发症，可能达到上百种。（4）胃病。吃得过饱带来的直接危害就是胃肠道负担加重，消化不良。人体胃黏膜上皮细胞寿命较短，每2～3天就会修复一次。如果上顿还未消化，下顿又填满胃部，胃始终处于饱胀状态，胃黏膜就不易得到修复的机会，大量分泌的胃液会破坏胃黏膜，极易发生胃穿孔、胃糜烂、胃溃疡等疾病。（5）肠道疾病。脂肪堵塞在肠道里，会造成肠阻塞，大便黑色、带血。（6）肾病。饮食过量会伤害人的泌尿系统，因为过多的非蛋白氮要从肾脏排出，势必加重肾脏的负担。（7）急性胰腺炎：晚餐吃得过好过饱，加之饮酒过多，很容易诱发急性胰腺炎。（8）骨质疏松。长期饱食易使骨骼过分脱钙，患骨质疏松的概率会大大提高。（9）癌症。吃得太饱会造成抑制细胞癌化因子的活动能力降低，增加患癌概率。（10）老年痴呆。有30%～40%的老年痴呆患者，在青壮年时期都有长期饱食的习惯。

世界各国的每日膳食，关于各种食物（如粮油米面豆、肉蛋奶、水果蔬菜和调味品等）摄入量都有一个比例和具体数值。由于各国地理生态环境、经济状况不同，以及可消费的食物资源和生活习惯上的差距，各国国民的每日膳食指南模式大体都是"膳食宝塔"，但是具体的标准不一样。

世界各国在膳食指南中都非常重视肉类摄入量的控制，并且每隔几年根据国民健康、世界医学理论动态、医学临床发现等情况对国民每日膳食指南给予修订和发布。

关于怎么吃肉，已经成为世界关注的话题。但是至今尚无一个标准的答案。如果阅读了本书，就知道吃肉需要把握4个法则：

（1）不论远古还是现在，人类为了生存与繁衍，就必须要吃肉。从某种意义上来说，"适者生存"是自然法则。每当古人类从绝境逢生之后，都会更加体会"适者生存"的道理。（2）吃肉，人之食性之一，完全由600万年的人类进化和人体基因突变而来的饮食行为。（3）在漫长的岁月里，唯有强者才能拥有生存的权利，没有强壮的体质和顽强的生命力，就没有生存的权利。不仅不能战胜远比古人类更加凶猛、更加强大和更加残暴的野兽侵袭，也不能胜任"马拉松"式的高强度体力消耗的长途追逐食草动物的捕猎活动。这就是"强者生存"生物法则的内涵。（4）人类吃肉不能固守一个模式，必须根据国家可控制的肉类资源情况以及现在和未来的人口（年龄、性别、职业、习惯、免疫力、慢性病和能耗）体质等实际需要，统筹规划人口社会、经济发展和消费政策，从国家角度调控国家储备肉类资源（种类、部位和数量）。从家庭（或身体）营养与健康的角度，切实做好每日膳食的搭配、烹饪、摄入等方面选择，这就是膳食"合理搭配"社会法则。

如果读者把本书内容融会贯通为一体，就能够掌握科学吃肉的法则和要诀。世界各国医学界一致认为肉类是高蛋白、高脂肪的食物，既是生活中不可缺少的食物，又是不可多食的食物。每当下厨时，如果注意以下几点，就能把致癌物降低到最小：比如用烤箱烘烤食物；在明火上烧烤食物，或用铝箔纸铺在铁架上，或将食物包在铝箔纸里；不要把食物烧糊了；预先腌泡肉类等。

每个国家的食物资源和国民健康情况不一样，每个人的年龄、性别、习惯、体质类型和对食物的偏好等又各有差异，具体的情况需要具体分析，总之，需要对科学吃肉有一个全面正确的认知。

所谓"科学地吃肉"，体现在以下四个方面：（1）肉类是人类生存与繁衍不可缺少的食物。从人类进化史可见证狩猎与吃肉对人类进化具有不可替代的作用。（2）肉类食物摄入量将随着自然生态、植物性食物资源、动物性食物资源、国民经济收入、国民消费、国民体质和医疗技术水平等七个方面因素的变化而变化，修订国民每日膳食摄入标准，正确评价肉类的是非功过。不能因为肉类脂肪过高，容易引发心脑血管疾病而不吃肉，绝不能因噎废食。（3）虽要虚心向国外发达国家学习科学技术与管理，但不能盲目攀比发达国家肉类消费、肉类工业和农牧业发展（人均年吃肉千克数或加工肉制品所占肉类产量比例）水平，来证明中国肉类工业发展、肉类消费和农牧业发展的现代化。自己跟自己比，检讨有哪些失误，可能更实效。（4）落地《中国居民膳食指南（2022 版）》（简称《指南》）。按照这一《指南》吃肉，可以持续提高全民族的健康水平。

　　食品与健康，充满了哲学的道理。对任何食物既不可轻易否定，又不可无节制地消费。当然对食物，谁也没有理由嫌弃，也不能抛弃，更不能够因为肉类好吃而贪得无厌。但是人体每日膳食的营养需要与食物摄入，必须有一个适合的数量，切忌暴饮暴食，每日膳食需要合理搭配，每周食物的种类最好不要少于 25 种。

　　食，既是人之本性，又是人之陋习。吃肉也是一样，既是人体细胞的代谢需要，又是心理欲望的条件反射，如果不加膳食指导，可能就会出现偏差。

参考文献

［1］Lawrie. R. A，Ledward. D. A. 肉品科学［M］. 7版. 周光宏，李春保，译. 北京：中国农业大学出版社，2009.

［2］沃特科特，费伊. 食物就是最好的药：别人的美食可能是你的毒药［M］. 袁毓莹，王淳，译. 南京：译林出版社，2012.

［3］刘舜康. 人类文化进化：从狩猎采集到现代文明［M］. 西安：西北大学出版社，2022.

［4］何叶紫. 硬核原始人［M］. 杭州：浙江文艺出版社，2020.

［5］泰瑞，狄利. 人面兽心的石器时代［M］. 李纪麟，译. 郑州：中州古籍出版社，2007.

［6］希伯. 当我们一起向狮子扔石头：人类如何在社会中进化［M］. 颜雅琴，译. 上海：上海文化出版社，2021.

［7］里克森，博伊德. 基因之外：文化如何改变人类演化［M］. 杭州：浙江大学出版社，2017.

［8］林德博格. 食物如药［M］. 魏源，译. 长沙：湖南文艺出版社，2008.

［9］西木，杜国强，施南峰. 从治疗到自愈：从人类进化

史洞察健康之道［M］. 杭州：浙江科学技术出版社，2018.

［10］约瑟夫·亨里奇. 人类成功统治地球的秘密：文化如何驱动人类进化并使我们更聪明［M］. 北京：中信出版社，2018.

［11］菲利普·费尔南多·阿梅斯托. 吃：食物如何改变我们人类和全球历史［M］. 韩良忆，译. 北京：中信出版社，2020.

［12］道格拉斯·普赖斯，潘艳. 欧洲的中石器时代［J］. 南方文物，2010（4）：159 - 164.

［13］理查德·利基. 人类的起源［M］. 吴汝康，吴新智，译. 上海：上海科学技术出版社，1995.

［14］陈胜前. 人之追问：来自史前考古学的思考［M］. 上海：生活·读书·新知三联书店，2019.

［15］中国营养学会. 食物与健康：科学证据共识［M］. 北京：人民卫生出版社，2016.

［16］中国营养学会. 中国学龄儿童膳食指南 2016［M］. 北京：人民卫生出版社，2016.

［17］中国营养学会. 中国居民膳食营养素参考摄入量速查手册：2013 版［M］. 北京：中国标准出版社，2017.

［18］付作举. 中医体质辨识［M］. 成都：西南交通大学出版社，2013.

［19］匡调元. 体质食养：21 世纪人类饮食文化新概念［M］. 上海：上海科学技术文献出版社，1999.

［20］丹尼尔·利伯曼. 人体的故事：进化、健康和疾病［M］. 蔡晓峰，译. 杭州：浙江人民出版社，2017.

［21］崎谷博征. 原始人饮食法，吃基因最需要的食物［M］. 莊雅琇，译. 台北：远见天下文化出版股份有限公司，2015.

［22］李天元. 古人类研究［M］. 武汉：武汉大学出版社，1990.

［23］特德·奥克斯. 遭遇怪兽：人类的史前生存战争［M］. 何晓科，译. 北京：东方出版社，2004.

［24］王吉耀. 循证医学与临床实践［M］. 4版. 北京：科学出版社，2019.

［25］努吉耶. 史前时代：人类远祖的衣食住行［M］. 赵鸣，译. 北京：新星出版社，2016.

［26］阿莫斯图. 食物的历史［M］. 何舒平，译. 北京：中信出版社，2005.

［27］帕特里克·霍尔福德. 营养圣经：2017版［M］. 范志红，译. 北京：北京联合出版公司，2017.

［28］艾玛·阿·里斯特. 达·芬奇笔记［M］. 郑福洁，译. 北京：生活·读书·新知三联书店，2007.

［29］恩格斯. 自然辩证法［M］. 北京：人民出版社，2015.

［30］简·卡珀. 大脑的营养［M］. 北京：新华出版社，2002.

［31］莫林·奥格尔. 你不知道的美国食肉史［M］. 北京：中国农业出版社，2019.

［32］刘竟，李笑梅，才伟. 精选古代食谱今译［M］. 沈阳：辽宁人民出版社，1995.

［33］更科功. 人类残酷进化史［M］. 凌文桦，译. 天津：天津科学技术出版社，2021.

［34］翁维健. 中医饮食营养学［M］. 上海：上海科学技术出版社，2016.

［35］科林·伦福儒，保罗·巴恩. 考古学　理论、方法与实践［M］. 6版. 陈淳，译. 上海：上海古籍出版社，2015.

［36］中国保健协会. 食物营养排行榜［M］. 长沙：湖南美术出版社，2011.

［37］"身边的科学人体的奥秘"编委会. 神秘的基因［M］. 北京：京华出版社，2010.

［38］威廉·卡尔文. 开放人文·大脑如何思维：智力演化的今昔［M］. 杨雄里，梁培基，译. 上海：上海科学技术出版社，2007.

［39］付有利. 现代豆制品加工技术［M］. 北京：科学技术文献出版社，2011.

［40］迈克尔·波伦. 烹：烹饪如何连接自然与文明［M］. 胡小悦，彭月明，万慧佳，译. 北京：中信出版社，2017.

［41］约翰·麦奎德. 品尝的科学：从地球生命的第一口，到饮食科学研究最前沿［M］. 林东翰，张琼懿，甘锡安，译. 北京：北京联合出版公司，2017.

［42］弗朗西斯·显凯维奇·赛泽，埃莉诺·诺斯·惠特尼. 营养学：概念与争论［M］. 13版. 王希成，王蕾，译. 北京：清华大学出版社，2017.

后　记

当此书搁笔之际，想把一些想法记录下来。

关于写作，有人说是一件非常快乐的事情。我说，这是事后的感觉。事先和事中的感觉，好比一个人下水，不知深浅，却坠入河水中。

在激流中、漩涡中、拼搏中，游了很久，却还没有上岸。抬头环望，空旷无人，谁能救助？不能动摇，唯有坚持。也许，这就是"自渡"的道理。

芸芸众生，来到这个婆娑的世界，似乎可以天马行空，然而却不知天之浩瀚，苦海无边。谁不想脱离苦海？若不想吃苦，就需要"自渡"。我爱写作，但又写不好。所以，当自娱自乐。其实，就是想练一下笔头，当成一种学习和自我磨砺。写作，对我来说，不是职业，只是爱好。以此作为读书的一种方式，从而拓宽自己视野的宽度和深度。

每当来到长沙橘子洲头，自然会想起毛主席。独立寒秋，湘江北去。毛主席常到中流击水，直到晚年还酷爱游泳。不论到哪里，毛主席对水总有着极为特殊的感情。自信人生二百年，会当水击三千里。

人生与人类进化，何尝不是如此？人类吃肉的过程如实记录了求实的精神。吃肉需要科学的认知，相信各位读者不会由于一些"吃肉有害"的言论，而就此收起筷子和刀叉。

吃肉是一个有趣的话题，从吃肉致癌说想起一个故事：晋朝时有一个书生，名乐广。有一天，乐广邀好友杜宣一聚，喝酒聊天。挂在墙上的弓映在酒杯里，杜宣以为杯中有蛇，疑心中了蛇毒而病。可见，世间本无鬼，疑鬼枉自扰。

吃肉与健康，属于自然科学，又属于社会科学。人类行为的每个生活细节都有生物科学和社会科学作为支撑。

人类从没有肉吃到有肉吃，从丛林到洞穴，从爬行到直立，从非洲到欧洲、亚洲、澳洲，越过白令海峡到北美洲；从狩猎到驯养，从弱小到强大，从低级思维到高级思维，饱经苦难之后，喝大口酒、吃大碗肉，更加体验到"无肉不欢"的含义。人类历史处处留下了吃肉的痕迹。因为吃肉，生活才有保障。

近年来，随着人民生活水平的提高，中国人的吃肉水平大为提高，有力促进了中华民族的健康和幸福。不过，还需要跳出舌尖"美味"之诱惑。

本书部分内容除了源自注释的参考文献外，还有一些网络资源，在此特向原作者致以衷心的感谢。

在写作的过程中得到夫人和儿女们的全力支持，其中包括幼年有志的孙子郭亦民和外孙女黎奕妍、黎奕好，他们帮助我查找、摘录相关内容资料及出处，陪伴我在藏书房里度过了近十个年头。当然，这也是为了培养他们从小就喜爱阅读的习惯。写作很耗时，从起到收，前后整十年。

但愿人长久，千里共婵娟。

以此为记，搁笔于湖南省株洲市湘水湾。

郭锡铎

农历壬寅年（2022 年 10 月 22 日）

图书在版编目（CIP）数据

为什么要吃肉 / 郭锡铎著. — 长沙 ： 湖南科学技术
出版社，2023.6

ISBN 978-7-5710-2194-8

Ⅰ．①为… Ⅱ．①郭… Ⅲ．①肉类—食品营养 Ⅳ.①
R151.3

中国国家版本馆 CIP 数据核字(2023)第 079837 号

WEISHENME YAO CHIROU

为什么要吃肉

著　　者：郭锡铎
出 版 人：潘晓山
责任编辑：张蓓羽　欧阳建文
出版发行：湖南科学技术出版社
社　　址：长沙市芙蓉中路一段 416 号泊富国际金融中心
网　　址：http://www.hnstp.com
邮购联系：0731-84375808
印　　刷：长沙市宏发印刷有限公司
　　　　　（印装质量问题请直接与本厂联系）
厂　　址：长沙市开福区捞刀河大星村 343 号
邮　　编：410153
版　　次：2023 年 6 月第 1 版
印　　次：2023 年 6 月第 1 次印刷
开　　本：880mm×1230mm　1/32
印　　张：8.5
字　　数：182 千字
书　　号：ISBN 978-7-5710-2194-8
定　　价：45.00 元